MARIE LOUISE FISCHER / DER FRAUENARZT

MARIE LOUISE FISCHER

DER FRAUENARZT

Roman

VERLEGT BEI
KAISER

Berechtigte Ausgabe für den Neuen Kaiser Verlag — Buch und Welt,
Hans Kaiser, Klagenfurt,
mit Genehmigung der Autorin

Schutzumschlag: Volkmar Reiter, unter Verwendung eines Fotos von Mauritius
Reproduktion: Schlick KG., Graz
Fotosatz: Garamond, 11 Punkt, Druck: Wulfenia, Feldkirchen, Kärnten
Bindearbeit: Kaiser, Klagenfurt

1

„Meine lieben Kinder . . .“ begann Professor Dr. Konrad Hartwig, aber seine Worte gingen in der allgemeinen Fröhlichkeit unter. Der Polterabend seiner Tochter Vera hatte den Höhepunkt erreicht. Die Gäste — fast ausschließlich Ärzte der privaten Frauenklinik des Professors und Freundinnen der Braut — hatten unter Scherzen und Lachen billige Töpferwaren auf dem schönen eingelassenen Steinboden zerschlagen, von dem die bunten kostbaren Teppiche eigens zu diesem Zweck beiseite gerollt worden waren.

Jetzt bemühte sich Vera, mit einem riesigen Strohbesen die Scherben zusammenzukehren. Sie sah dabei, mit schwarzem, schimmerndem Haar, den sanft geröteten Wangen, den vor Glück strahlenden tiefblauen Augen, sehr reizend aus, wenn sie auch etwas ungeschickt mit dem großen Besen hantierte, denn hausfrauliches Können war nicht gerade ihre Stärke. Sie mußte einige ausgelassene Witze über sich ergehen lassen, aber sie tat es mit Humor.

„Meine lieben Kinder“, begann Professor Hartwig noch einmal, aber wieder unterbrach er sich: „Verdammt, warum hört mir denn niemand zu?“

Claudia, seine Frau, die neben ihm auf der breiten, mit Schaffell bezogenen Couch saß, lächelte ihm mit leichtem Spott zu. „Wenn du einen Toast ausbringen willst, mein Lieber, mußt du vorher an dein Glas klopfen. Aber ich weiß nicht, ob jetzt gerade der richtige Moment ist, um . . .“

„Und ob er das ist!“ Professor Hartwig zog einen goldenen Füllhalter aus seiner Westentasche, schlug einmal, zweimal, dreimal gegen das Glas, das er in seiner Rechten hielt, mit jener sturen Hartnäckigkeit, wie sie nur ein Schwips verleiht, und hatte schließlich Erfolg.

Das Glas zersprang. Im gleichen Augenblick wandte sich die allgemeine Aufmerksamkeit ihm zu.

„Macht nichts!“ meinte Dr. Klaus Berg, der Bräutigam, beruhigend. „Je mehr Scherben, desto mehr Glück!“

Er war ein großer, breitschultriger Mann, und es sah ein wenig komisch aus, als er jetzt einer der Brautjungfern Handbesen und Kehrblech abnahm und die Glassplitter mit geradezu rührender Behutsamkeit zusammenfegte.

„So“, sagte er dann, „wenn jemand von euch auf die Idee kommt, barfuß zu tanzen, kann nichts passieren!“ Alle lachten, als hätte er einen großartigen Witz gemacht.

Von dem allgemeinen Trubel blieb nur ein einziger Mensch unberührt — Assistenzarzt Dr. Günther Gorski. Er stand unbewegt, die eine Hand in der Hosentasche, in der anderen eine brennende Zigarette, an der Längsseite des großen Raums, etwas seitlich des wunderbaren Renoirs, dem Prunkstück der Wohnung, die Professor Hartwig und seine Frau für das junge Paar im Obergeschoß ihres Hauses eingerichtet hatten.

Dr. Gorski lächelte, er lächelte unentwegt, aber seine dunklen Augen waren verhangen, und sein Lächeln wirkte starr und ohne Heiterkeit.

Claudia Hartwig erhob sich, nahm zwei Sektschalen und schritt quer durch den Raum auf Dr. Gorski zu. Der junge Mann war ein entfernter Verwandter ihres Mannes, und sie hatte sich um ihn gekümmert, seit er nach Abschluß seines Studiums nach Düsseldorf gekommen war.

„Du hast noch nichts zu trinken, Günther“, sagte sie.

Eine Sekunde lang reagierte er verwirrt, wie aus einem Traum gerissen. Dann zog er die Hand aus der Hosentasche, nahm das eine Glas entgegen, verbeugte sich geschmeidig. „Sehr lieb von dir, Tante Claudia.“

„Du solltest nicht so ein Gesicht machen“, mahnte sie leise, „es nützt dir nichts, wenn morgen über dich geklatscht wird.“

Er zuckte mit den Schultern. „Geklatscht wird so und so.“

„Das muß nicht sein“, erklärte sie mit Nachdruck, „nicht, wenn du keinen Anlaß dazu gibst. Und du hast gar keinen Grund, niedergeschlagen zu sein. Onkel Konrad ist sehr zufrieden mit dir, du siehst glänzend aus, bist jung . . . das ganze Leben liegt noch vor dir!“

Dr. Gorski drückte mit einer heftigen Bewegung seine Zigarette aus. „Ich bin durchaus nicht deprimiert.“

„Das ist sehr vernünftig", sagte Claudia Hartwig, „du warst immer schon ein vernünftiger Junge. Es muß nicht gerade Vera sein. Es gibt noch viele hübsche und ... reiche Mädchen, Günther!"

In seinen dunklen Augen blitzte es auf, aber sofort hatte er sich wieder in der Hand. „Danke, Tante Claudia", sagte er steif.

Claudia Hartwig war unzufrieden mit sich. Dennoch behielt ihr immer noch schönes, sehr gepflegtes Gesicht den Ausdruck lächelnden Gleichmutes bei.

Die frohe Laune von Vera und Klaus durfte auf keinen Fall gestört werden, das war jetzt am wichtigsten.

„Ich bin sehr glücklich", ertönte Professor Hartwigs tiefe, eindrucksvolle Stimme, „und ich frage mich immer wieder, worüber eigentlich? Im Grunde müßte ich ja böse sein, daß Klaus Berg ... na, immerhin mein Oberarzt, aber doch noch ein junger Dachs ... mir meine Tochter entführt ..."

„So klein bin ich gar nicht mehr, Vati", warf Vera dazwischen.

Alle lachten.

Der Professor drohte ihr mit dem Finger. „Eigentlich", sagte er, „hatte ich ja andere Pläne mit dir. Ich hatte mir sehr gewünscht, daß du Medizin studieren würdest, und ich bin nach wie vor davon überzeugt, daß eine tüchtige Ärztin aus dir geworden wäre, wenn nicht eben dieser junge Dachs dazwischengefunkt hätte. Na, Schwamm darüber. Wie ich schon sagte ... ich bin glücklich ... glücklich, liebe Vera, daß deine Wahl wenigstens auf einen Mediziner gefallen ist und nicht auf einen Rennfahrer oder einen Löwenbändiger ..."

Das allgemeine Gelächter zwang ihn zu einer Pause.

„Du hast dir einen guten, klugen und tüchtigen Mann ausgesucht, liebe Vera ... und du Klaus, du hast das wundervollste Mädchen von der Welt erobert, das sage ich dir, weil ich ihr Vater bin, und weil ich es weiß!"

„Ein solcher Vater", sagte Claudia Hartwig lächelnd, „kann ja nur das wundervollste Mädchen von der Welt zur Tochter haben!"

Professor Hartwig wandte sich seiner Frau zu. „Nein, so eingebildet bin ich nun doch nicht, Claudia! Du bist eine herrliche Frau, und wir alle können nur hoffen, daß aus unserem kleinen Mädchen mal eine Frau wird wie du! Dann werdet ihr beide, Vera und Klaus, so glücklich werden wie wir beide ..." Der Professor legte den Arm um seine Frau, hob sein Glas dem Brautpaar entgegen. „Das ist es, was ich euch wünsche, und es ist, glaubt mir, sehr viel! Auf euer Glück!"

Die Gläser klirrten. Der Professor, seine Frau, nach ihnen die anderen Gäste, stießen mit dem jungen Paar an. Selbst Günther Gorski, der sich der Gruppe genähert hatte, folgte ihrem Beispiel.

„Ich wünsche euch von Herzen alles Gute!“ sagte er mit unbewegtem Gesicht.

„Nein“, sagte Dr. Berg, „mit dir möchte ich lieber auf unsere alte Freundschaft anstoßen ...“

„Ich auch!“ rief Vera. „Du wirst doch unser Freund bleiben, Günther, nicht wahr?“

„Immer.“

Sie stießen an. Vera hob sich auf die Zehenspitzen und küßte Doktor Günther Gorski flüchtig auf beide Wangen.

Im gleichen Moment hatte jemand den Plattenspieler eingeschaltet. Vera wandte sich Klaus zu, er nahm sie in die Arme, und sie tanzten zu der zarten, leicht melancholischen Melodie einen langsamen Walzer.

Allmählich waren sie auf die halb geöffnete Tür des Balkons zugetanzt, jetzt löste sie sich von ihm, nahm ihn bei der Hand und zog ihn mit sich ins Freie.

„Ach, tut das gut!“ Sie atmete tief durch. „Nach all dem Lärm und dem Qualm da drinnen! Ich bin nur froh, daß ich morgen nicht saubermachen und aufräumen muß!“

Er legte den Arm um ihre Taille. „Nein, mein Sonntagskind, du brauchst morgen nicht zu putzen, sondern nur zu heiraten!“

Sie drängte ihn zur Brüstung. „Ist es nicht herrlich hier oben? Im Sommer werden wir hier sitzen ... ganz allein ... und Bowle trinken ... zu den Sternen schauen und zum Mond ...“

„Und zu den Lichtern der Klinik da drüben!“ Jenseits des Parks lag die Frauenklinik, ein weitläufiges weißes Gebäude, aus dessen Fensterläden jetzt die mildblaue Nachtbeleuchtung schimmerte.

Sie schmiegte sich enger an ihn. „Weißt du, Klaus, es ist natürlich fabelhaft, daß du in Vaters Klinik arbeitest und jeden Mittag nach Hause kommen kannst, und daß ich tagsüber mal ein Schwätzchen mit Mutti halten kann, wenn mir danach zumute ist ...“

„Aber?“ fragte er.

„Ich freue mich doch riesig, wenn ich das alles mal eine Weile nicht sehen muß ... die Klinik, die Krankenwagen, die Patienten!“ Sie schauderte.

„Frierst du?“ fragte er besorgt.

„Halt mich nur ganz fest, dann wird mir gleich wieder warm! Oh, Klaus, am allermeisten freue ich mich, daß wir beide schon übermorgen weit fort von hier sein werden ... ganz allein, nur wir beide, vor uns das Meer, Palmen und blühende Kakteen, über uns die strahlend helle Sonne und der blaue Himmel ... Teneriffa und du! Es wird wunderbar werden!"

„Du und ich!" Er beugte sich über sie.

Sie schlang ihre schlanken bräunlichen Arme um seinen Hals, ihre Lippen fanden sich zu einem Kuß voll leidenschaftlicher Zärtlichkeit.

Erst als die Balkontür aufgestoßen wurde, fuhren sie auseinander.

Eine von Veras Freundinnen steckte den Kopf heraus. „Anruf aus der Klinik, Herr Oberarzt!" rief sie unbekümmert.

„Entschuldige mich, bitte, Vera", entgegnete Klaus Berg sofort.

Sie klammerte sich an ihn. „Nicht, Klaus, bitte, bleib! Die anderen können doch ..."

Er zog sie noch einmal in die Arme, flüsterte dicht an ihrem Ohr: „Ich mach's ganz kurz, Liebste, ich bin gleich wieder da!"

Die Freundin trat auf den Balkon, gab dann Dr. Berg die Tür frei. Halb mitleidig, halb schadenfroh betrachtete sie Vera, die ihm mit zusammengepreßten Lippen nachstarrte.

„Pech, was?" sagte die Freundin. „Na, an so etwas wirst du dich als Arztfrau gewöhnen müssen!"

Die Atmosphäre hatte sich geändert, es war sehr still geworden, selbst der Plattenspieler war verstummt. Mit geröteten Gesichtern, leicht glasigen Augen starrten die Ärzte auf Professor Hartwig, der den Telefonhörer am Ohr hielt und lauschte.

Der Chefarzt ließ den Hörer sinken, blickte seinem zukünftigen Schwiegersohn entgegen. „Schwester Marie von der Operativen", sagte er. „Sie berichtet, daß eine Patientin von der Allgemeinstation stark blutet ... hör du dir das mal an, du wirst den Fall kennen ..."

Dr. Berg nahm ihm den Hörer aus der Hand, meldete sich. „Ja, Schwester Marie, um wen handelt es sich? Um Frau Rainer? Ja, seit wann denn? So ... ganz recht. Bitte, verständigen Sie die OP-Schwestern, lassen Sie die Patientin in den OP fahren und den Anästhesisten rufen ... natürlich, sofort!" Er legte auf.

„Die Operation ist unumgänglich?" fragte der Professor. Er bemühte sich, kurz und präzise zu sprechen, aber seine Stimme klang leicht unsicher. Es war deutlich, daß er — obwohl sein Verstand klar arbeitete — unter Wirkung des genossenen Alkohols stand.

„Ja, Chef", erklärte Dr. Berg gefaßt. „Es handelt sich um einen Uterus myomatosus, den wir . . . ich glaube, schon vor fünf Tagen stationär aufgenommen haben. Ich habe dir damals von dem Fall berichtet. Die dreiundvierzigjährige Patientin, Frau Rainer, kam in stark ausgeblutetem Zustand zu uns. Wir haben abradiert, worauf die Blutung stand."

Professor Hartwig zog die Augenbrauen zusammen, bemühte sich mit äußerster Willenskraft um Konzentration. „Sie war nicht operationsfähig?"

„Nein. Wir haben ihr täglich Blut gegeben. Ich hoffte, sie Anfang nächster Woche so weit zu haben. Laut Schwester Marie blutet die Frau aber jetzt plötzlich wieder so stark, daß nur die sofortige Amputation des Uterus übrigbleibt."

„Ach so, ja, ich verstehe . . ." Der Chefarzt strich sich über die Stirn. „Wie hoch ist denn jetzt das Hämoglobin?"

Noch ehe Dr. Berg antworten konnte, schaltete sich Dr. Günther Gorski, der Stationsarzt, ein. „Sie wurde mit sechsundzwanzig Prozent Hb eingeliefert, Onkel Konrad, der heutige Hb-Wert war achtundfünfzig!"

Professor Dr. Hartwig sah den jungen Arzt mit deutlichem Mißfallen an. Es war absolut unüblich, dem Oberarzt, der ja ebenfalls informiert sein mußte, ins Wort zu fallen. — Verdammter Ehrgeizling! dachte der Chefarzt. Er war nahe daran, eine Rüge auszusprechen, unterließ es dann aber doch. „Keine ideale Ausgangsposition für einen Eingriff", sagte er nur, „sind wenigstens Blutkonserven ausgetestet?"

„Selbstverständlich", erklärte Dr. Gorski, „ich habe das veranlaßt, obwohl die Patientin am Nachmittag noch gar nicht blutete!" Das Lob, auf das er gewartet hatte, blieb aus.

Der Chefarzt seufzte. „Ja, dann kann man nichts machen, meine Herren!" Er sah sich im Kreis seiner Assistenten um. „Verdammte Schweinerei! Aber unser Beruf nimmt eben auf das Privatleben keine Rücksicht. Wer käme denn als Operateur in Frage?"

„Ich würde das gern übernehmen", erklärte Dr. Gorski prompt.

Professor Hartwig musterte ihn mit gerunzelter Stirn. „Du? Nein, lieber nicht! Glaube nicht, daß ich an deinen Fähigkeiten zweifle, mein Junge, aber ..." Er zog die Luft durch die Zähne.

Die anderen Ärzte wichen seinem Blick aus. Die meisten von ihnen waren es gewohnt, selbständig zu operieren und wären — unter normalen Umständen — durchaus in der Lage gewesen, diesen Eingriff durchzuführen. Aber jetzt, leicht betrunken, jäh aus festlicher Fröhlichkeit herausgerissen, fühlte sich keiner in der Lage, das unvermeidliche Risiko zu übernehmen.

Professor Hartwig sah seinen Oberarzt nicht an, aber Dr. Berg begriff, was von ihm erwartet wurde. „Ich bin bereit!" sagte er.

Der Professor protestierte schwach. „Na hör mal, ausgerechnet heute, an deinem Polterabend ... also, das möchte ich dir denn doch nicht zumuten!"

Klaus Berg lächelte. „Ich mach's schon, Papa ... ab morgen müßt ihr dann ja sowieso für ein paar Wochen sehen, wie ihr ohne mich fertig werdet! Solltest du auf die Idee kommen, mir ein Telegramm nach Teneriffa zu schicken, dann wird es ... das sage ich dir allerdings gleich ... ungelesen in den Papierkorb wandern!"

Dankbares Gelächter belohnte ihn für diesen Scherz. Die Stimmung begann sich wieder aufzulockern.

„Jetzt brauche ich zwei Assistenten", sagte Dr. Berg, „du kommst natürlich mit, Günther, und dann ... Sie, Hartenstein! Stellen Sie das Glas rasch wieder aus der Hand! Ich hoffe, daß Schwester Marie uns einen starken Kaffee gemacht hat, der wird uns allen wieder auf die Beine helfen!"

Die Patientin Brigitte Rainer lag schon im Vorzimmer des Operationssaales, als die Ärzte eintrafen. Sie war vom Lande eingeliefert worden, Mutter von vier Kindern, eine Frau, die ihr ganzes Leben hart gearbeitet und längst aufgehört hatte, sich gegen ihr Schicksal aufzulehnen.

Dr. Berg lächelte ihr zu. „Wir werden Sie nun doch gleich operieren, Frau Rainer ... Sie müssen nicht ängstlich sein, es geht sicher gut. Einmal hätten wir es ja doch machen müssen, so haben Sie es rasch überstanden. Sie sind doch mit der Operation einverstanden?"

Brigitte Rainer sah ihm voll rührenden Vertrauens in die Augen, nickte stumm.

„Na, bravo“, sagte der Oberarzt, „ich wußte es ja, Sie sind eine tapfere Frau!“

Er war erleichtert, als der Anästhesist eintrat, besprach den Fall kurz mit ihm.

Frau Rainer hatte schon seit längerer Zeit unter starken Blutungen gelitten, die ihr Arzt zunächst mit blutstillenden Mitteln behandelt hatte, bis es zu einem Kollaps kam. Als sie in die Frauenklinik eingeliefert worden war, hatte der Farbstoff der roten Blutkörperchen, das Hämoglobin, tatsächlich nur noch sechsundzwanzig Prozent betragen — sehr wenig, wenn man bedenkt, daß bei gesunden Frauen immerhin über achtzig Prozent nachweisbar sind. Durch den Mangel an roten Blutkörperchen war die Sauerstoffversorgung des Körpers stark gefährdet.

Zunächst hatte man eine Ausschabung vorgenommen, bei der man festgestellt hatte, daß die Ursache der Blutungen von einer Gebärmuttergeschwulst herrührte. Es handelte sich also in diesem Fall nicht um Krebs. Trotzdem blieb keine Wahl, als die Gebärmutter, die mit Muskelgeschwülsten durchsetzt war, herauszunehmen, weil auf andere Weise die Gefahr des Verblutens nicht gebannt werden konnte.

Um die Patientin operationsfähig zu machen, hatte Oberarzt Doktor Berg ihr täglich Bluttransfusionen verordnet, nicht zu viel, da sie die wenigsten Menschen vertragen und zu rasches Blutauffüllen außerdem die Blutungsneigung fördert.

Noch während Dr. Berg mit ihm sprach, begann der Anästhesist damit, die Patientin zu untersuchen, um sich mit ihrer körperlichen Verfassung vertraut zu machen.

Im Waschraum schütteten indes Dr. Gorski und Dr. Hartenstein starken Kaffee in sich hinein, auch der Oberarzt trank zwei Tassen, bevor er daran ging, sich mit geübten Bewegungen Hände und Unterarme zu bürsten. Die beiden anderen Ärzte folgten seinem Beispiel. Sie alle trugen jetzt weiße Hosen, Unterhemd, darüber eine Gummischürze. Eine junge Schwester setzte ihnen die grünen Mützen auf den Kopf, band ihnen den Mundschutz, die „Schnauze“ vor, hinter der sie während der Operation atmen mußten, desinfizierte ihnen die Hände mit Alkohol.

Dr. Berg warf immer wieder einen Blick durch die große Glasscheibe in den Operationssaal, wo die Patientin inzwischen aufgelegt worden war. Der Operationstisch, mit grünen Tüchern abgedeckt, stand mitten im Raum, direkt unter der vielstrahligen Lampe, die ein grünviolettes Licht ausstrahlte.

Schwestern in langen weißen Mänteln, das Haar mit Tüchern fest eingebunden, huschten umher und enthüllten das steril verpackte Operationsbesteck.

Heute empfanden alle, auch Dr. Klaus Berg, eine gewisse Nervosität.

Er atmete tief durch. „Also gehen wir's an!" sagte er — ein deutlicher Unterton von Besorgnis schwang in seiner Stimme.

Dr. Gorski meinte: „Leicht vergrößerter Uterus, was soll das schon? Ist doch schließlich kein Kunststück!"

Der Oberarzt sah ihn an. „Ich stimme mit deiner Diagnose nicht überein, Günther. Aber wir werden ja sehen!"

Als die Ärzte in den OP traten, hatte der Anästhesist Frau Rainer die Spritze zur Einleitung der Narkose schon gegeben und eine Blutkonserve mit ihrer Armvene verbunden. Jetzt öffnete er ihr mit einem Spatel den Mund, schob ein elastisches Rohr in die Luftröhre, um sie künstlich beatmen zu können.

Der schwarze Atemballon füllte sich, erschlaffte, füllte sich wieder, erschlaffte. Die Beatmungspumpe zischte leise.

„Können wir?" fragte Dr. Berg.

Die Ärzte nahmen Aufstellung am Operationstisch — Berg auf der linken, Gorski auf der rechten Seite der Patientin, Hartenstein zwischen ihren Beinen.

Die OP-Schwester reichte Dr. Berg das Skalpell; ohne zu zögern führte er den ersten Schnitt bogenförmig quer durch die Haut.

Blutgefäße spritzten, wurden mit kleinen Klemmen gefaßt.

Der nächste Schnitt durchtrennte das Fett des Unterhautgewebes. Die abgeklemmten Blutgefäße wurden unterbunden, alles ging schnell, geübt, schweigend vor sich.

Mit einem größeren Skalpell durchtrennte Dr. Berg die Bauchmuskulatur, erst mit einem Querschnitt, dann mit einem Längsschnitt.

Ohne den Anästhesisten anzusehen, für den diese Bemerkung bestimmt war, sagte er: „Wir öffnen das Bauchfell!"

Er wartete einige Atemzüge lang, bis der Narkosearzt durch die Gabe bestimmter, schnell wirkender Mittel eine völlige Erschlaffung der Patientin herbeigeführt hatte. „Jetzt!" sagte er.

Dr. Berg durchschnitt das Peritoneum, den letzten Schutz der Eingeweide. Die genau dosierte Narkose sorgte dafür, daß der Darm, der sich sonst aufgebläht hätte, zurücksank.

Die OP-Schwester reichte heiße Tücher, mit denen Berg das große

Netz und die Vielfalt der Darmschlingen nach oben schob und feststopfte und so das kleine Becken, in dem die Gebärmutter lag, zur Operation frei bekam.

Der Uterus, der bei einer gesunden Frau nicht größer als ein Hühnerei ist, war kindskopfgroß, die Oberfläche nicht glatt, wie normal, sondern grobhöckerig, knollig.

Es bereitete Dr. Berg keine Genugtuung, daß er Dr. Gorski gegenüber recht behalten hatte. Lieber wäre es ihm gewesen, sich dieses eine Mal geirrt zu haben.

Immerhin konnte er mit Erleichterung feststellen, daß Eierstock und Eileiter keine krankhaften Veränderungen aufwiesen.

Mit der Uteruszange erfaßte er die unheimlich vergrößerte Gebärmutter, zog sie aus ihrer Lage heraus. Die Mutterbänder, die sich rechts und links von der Gebärmutter zur Beckenwand ziehen und zu ihrer Befestigung dienen, spannten sich. Klemmen wurden gesetzt, sorgfältig an ihnen langgeschnitten, mit Catgut unterbunden.

Rechts ein Stück, links ein Stück, so arbeitete sich Dr. Berg langsam in die Tiefe, gelangte in das Gebiet der Uterina, der sehr starken Arterie, die die Gebärmutter mit Blut versorgt.

Er grub, unter dem Mundschutz, die Zähne in die Unterlippe. Jetzt mußte seine Hand ganz sicher sein! Wurde die Uterina angeschnitten oder nicht richtig unterbunden, so konnte das den sofortigen Verblutungstod der Patientin zur Folge haben.

Sorgfältig legte er die Klemme an, unterband zur Sicherheit mit Seide — der Faden durfte auf keinen Fall reißen. Er saß!

Auf der Seite von Dr. Gorski hatte die Klemme nicht genau gesessen. Der Seidenfaden, der den Gewebestumpf, in dem die Uterina saß, umfassen und unterbinden sollte, rutschte ab.

Hoch im Bogen spritzte das rote Blut aus dem Gefäß.

Mit eiserner Ruhe beherrschte Dr. Berg die Situation. „Schwester, Tuch!"

Er drückte das kräftig aufsaugende Tuch in den Blutsee, suchte sich zu orientieren, fand das spritzende Gefäß, brachte es fertig, die Klemme darauf zu setzen. Die Blutung kam zum Stillstand. „Schwester, Seide!"

Dr. Berg unterband den Schnitt, atmete auf. Schweiß rann ihm von der Stirn. Die Operation dauerte jetzt schon fast eine Stunde.

Aber dann war es soweit. Die Gebärmutter war von den Mutterbändern befreit, hing jetzt nur noch am Gebärmutterhals. Mit einem scharfen Schnitt wurde er durchtrennt.

Dr. Gorski hob die Gebärmutter heraus, während Dr. Berg den Cervixstumpf vernähte, das Wundgebiet überprüfte: keine Blutung mehr!

Mit raschen Stichen vernähte der Operateur das Bauchfell. Jetzt sah das Wundgebiet wieder glatt aus.

„Wie geht es der Patientin?" fragte der Oberarzt ohne aufzusehen.

„Nicht besonders", antwortete der Anästhesist.

Dr. Berg arbeitete noch rascher. Er wußte, was diese Auskunft bedeutete. Es stand schlecht um die Patientin, äußerste Eile war geboten.

Er riß die Tücher, die er zum Abstopfen verwendet hatte, aus dem Bauchraum, befahl: „Zählen!"

Hinter ihm gab es ein Rennen und Getuschel, offensichtlich waren neue Blutkonserven eingetroffen.

Der Anästhesist kämpfte um das Leben der Patientin. Der Blutdruck war gesunken. Er beschäftigte Schwestern, die Ampullen öffneten und Infusionsflaschen herrichteten.

Der Puls der Patientin ging sehr schnell, flatterte.

„Wir müssen uns beeilen, Herr Oberarzt", drängte der Narkosearzt, „ich habe größte Schwierigkeiten!"

Klaus Berg arbeitete verbissen: Naht des Bauchfells, Naht des Muskels, Naht des Unterhautgewebes, schließlich der Haut.

Bei den letzten Hautnähten ließ der Anästhesist die Patientin bereits aufwachen — ihr Leib zuckte.

„Kreislauf bessert sich", meldete er.

Es war geschafft.

Die Operateure rauchten im Waschraum ihre erste Zigarette. Klaus Berg fühlte sich gleichzeitig erschöpft und unendlich befriedigt. Seine grauen Augen strahlten.

Bei Dr. Hartenstein machte sich die Erleichterung in einem Redeschwall Luft. Er wiederholte die aufregenden Momente der Operation wie ein Junge, der einen interessanten Film erzählt, lachte, gestikulierte. Dr. Gorskis Augen waren verhangen. Er sah die Kollegen nicht an, es war, als wenn er sich nicht so schnell entspannen könnte, sein Mund war leicht verzerrt.

Dr. Berg legte ihm die Hand auf die Schulter. „Du bist mir doch nicht etwa böse, Gorski, weil ich recht behalten habe?"

„Ach wo", erwiderte der andere, ohne ihn anzusehen, „du hast eben die größere Erfahrung!"

In diesem Augenblick stürzte die OP-Schwester in den Waschraum. Ihr sonst so rosiges Gesicht war schreckensbleich. „Herr Doktor", stieß sie atemlos hervor, „ein Tuch fehlt!"

Dr. Berg zuckte zusammen, als wenn man ihn geschlagen hätte. „Nein", sagte er, „nein! Das kann doch nicht sein!"

„Doch, wir haben alles durchsucht! — Eines der Tücher fehlt!"

Die Kollegen wagten es nicht, Dr. Berg anzusehen. Alle wußten, was diese Feststellung bedeutete. Die Tücher, die zum Abstopfen des Bauchraums benutzt werden, sind numeriert. Wenn eins fehlte — wirklich fehlte —, konnte es nur im Leib der Patientin vergessen worden sein.

Wenn das so war, bedeutete es fast mit Sicherheit den Tod der Patientin, an ein Aufmachen oder Nachsehen war bei dem Zustand Brigitte Rainers nicht zu denken.

Dr. Berg kämpfte verzweifelt gegen diese furchtbare Erkenntnis. „Es kann nicht sein", sagte er, „es ist unmöglich! Ich weiß genau, daß ich alle Tücher entfernt habe!"

Dr. Gorski stieß den Rauch seiner Zigarette durch die Nase. „Fragt sich dann nur, wo das verlorene Tuch geblieben ist!"

Dr. Berg überhörte die Bemerkung. „Warum haben Sie die Tücher nicht rechtzeitig gezählt, Schwester?" fragte er. „Noch bevor ich vernäht hatte?"

Die Schwester geriet ins Stottern. „Ja, ich weiß, das hätten wir tun sollen, aber ... es ging alles so schnell, und wir haben einfach nicht daran gedacht!"

„Aber ich habe Sie doch daran erinnert! Ich habe laut und deutlich befohlen: Zählen!"

„Nein", sagte die Schwester, „wirklich nicht, ich meine ... dann müßte ich es einfach überhört haben!"

Dr. Berg wandte sich an seine Assistenten: „Aber du, Gorski, du mußt dich doch noch daran erinnern!"

Günther Gorski hob die Schultern. „Ich habe nicht darauf geachtet, ich hatte anderes zu tun."

„Dr. Hartenstein, Sie werden doch wissen ..."

„Leider nein", behauptete auch der zweite Assistent, „aber ich finde, auch wenn Sie es nicht ausdrücklich gesagt hätten, Herr Oberarzt, hätten es doch die Schwestern wissen müssen."

„Danke", unterbrach ihn Dr. Berg, „es nützt jetzt nichts mehr, wenn wir versuchen, die Schuld abzuschieben!"

„Wir? Was heißt denn ... wir?" protestierte Dr. Gorski. „Du warst der Operateur ... du allein bist verantwortlich!"

Eine Sekunde lang sahen sich die beiden Männer in die Augen, eine Sekunde, die genügte, um Klaus Berg erkennen zu lassen, daß Günther Gorski sein Feind war.

„Stimmt", sagte er dann beherrscht, „deshalb werde ich heute nacht bei der Patientin bleiben. Du, Gorski, wirst das Vergnügen haben, Professor Hartwig von dem Zwischenfall zu unterrichten."

„Danke", sagte Hartenstein, „in dessen Haut möchte ich nicht stekken!"

„Ich", sagte Dr. Gorski, „bedauere nur die Patientin, die er auf dem Gewissen hat!"

Die Operationsschwester rang nervös die Hände. „Eine Mutter von vier Kindern! Ja, es stimmt, der Herr Oberarzt trägt die Verantwortung ... aber ich werde mir das nie verzeihen, nie, solange ich lebe!"

„Darf ich eintreten?" fragte Dr. Gorski förmlich.

„Ja, natürlich, aber sei leise." Professor Hartwig schloß die Haustür hinter dem späten Gast, schritt auf Zehenspitzen voraus in sein Arbeitszimmer, einen ausgesprochen luxuriös und repräsentativ eingerichteten Raum, in dem es kostbare Perserteppiche, wunderbare alte Gemälde und sehr schöne bequeme Möbel gab.

„Setz dich", sagte er, „ich nehme an, du trinkst noch ein Glas mit mir!" Er zog den gläsernen Stöpsel aus einer Karaffe mit goldenem alten Kognak, schenkte ein. „Kommt mein verehrter Schwiegersohn noch? Oder hat er es vorgezogen, sich schon langzulegen?"

„Nein", sagte Günther Gorski.

„Nein? Was soll denn das nun wieder heißen ... ist das etwa eine Antwort?"

Dr. Gorski zündete sich umständlich eine Zigarette an. „Ich bedaure es sehr, lieber Onkel, dir eine unangenehme Nachricht überbringen zu müssen."

Professor Hartwig ließ das Glas wieder sinken. „Ist Klaus etwas zugestoßen?" fragte er.

„Nicht ihm", entgegnete Dr. Gorski gefaßt, „aber der Patientin."

Professor Hartwig hob sein Glas, nahm einen kräftigen Schluck. „Ah, ich verstehe ... Operation gelungen, Patientin tot. Tut mir leid, verdammt noch mal, aber damit war ja zu rechnen. Riskanter

Eingriff ohnehin — überaus geschwächte Frau! Hat es Berg sehr mitgenommen?"

„Du mißverstehst die Situation, Onkel Konrad . . ."

„Tue ich das? Na, ich hoffe, dann wirst du so gut sein und Licht in die Angelegenheit bringen!" Professor Hartwig ließ sich schwer in einen der Sessel fallen.

Günther Gorski gab einen sehr genauen Bericht der Vorgänge im OP, die mit der tödlichen Gefährdung der Patientin ihren Höhepunkt erreichten.

„Du mußt das verstehen, Onkel Konrad", sagte er abschließend, „unsere Nerven waren aufs äußerste gespannt, wir mußten befürchten, daß das Leben der Patientin unter unseren Händen erlosch, deshalb ist es immerhin verständlich, wenn Berg . . ."

Professor Hartwig brachte ihn mit einem scharfen Blick zum Verstummen. „Wer gibt dir das Recht, deinen Oberarzt zu verteidigen?"

„Entschuldige", sagte Dr. Gorski sofort, „ich wollte nur . . ."

„Mir ist völlig klar, was du wolltest . . . völlig klar auch, daß du diese Situation genießt!"

„Also . . . da tust du mir aber wirklich unrecht, Onkel Konrad!" verteidigte sich Dr. Gorski, aber in seiner Stimme war nicht eine Spur von Erregung.

Professor Hartwig starrte vor sich auf die mattpolierte Tischplatte. „Ich kann nicht glauben, daß Berg so etwas passiert ist, es wäre unvorstellbar! Einem so erfahrenen und zuverlässigen Operateur . . . nein, nein!"

Der Professor schwieg lange, und Dr. Gorski wagte nicht, ihn zu stören.

Endlich hielt der junge Mann es nicht länger aus, fragte: „Und was wirst du nun tun?"

Hartwig hob den Kopf, sah ihn an. „Was kann ich tun? Was bleibt uns übrig? Wir können jetzt nur noch hoffen, daß sich das verschwundene Tuch doch noch findet . . ."

„Die Schwestern haben alles durchsucht, es besteht nicht die geringste Hoffnung, daß das Tuch noch irgendwo auftaucht!"

„Trotzdem. Etwas anderes bleibt uns nicht als zu hoffen. Auch der Macht der Ärzte sind Grenzen gesetzt."

Dr. Gorski sprang auf. „Und wenn die Patientin stirbt?"

„Können wir den Leib aufschneiden und uns Gewißheit verschaffen. Sonst nichts. An eine zweite Operation ist nicht zu denken." Professor Hartwig erhob sich müde. „Dich, Günther, mache ich dafür haftbar, daß in der Klinik nicht gequatscht wird. Sprich mit Hartenstein, sprich mit der OP-Schwester. Alles hängt jetzt von deiner Geschicklichkeit ab."

Dr. Gorskis dunkle Augen öffneten sich weit in ungläubigem Staunen. „Du willst den Fall vertuschen?"

„Noch gibt es keinen Fall, Günther. Ich lehne es ab, auch nur daran zu denken, daß mein Oberarzt so versagt haben könnte." Er legte seine Hand mit einer fast hilfesuchenden Geste auf Dr. Gorskis Schulter. „Es geht ja nicht nur um das Leben der Patientin, nicht nur um den Ruf meiner Klinik ... es geht vor allem um das Glück meiner Tochter! Du kennst Vera, und du weißt, wieviel sie mir bedeutet. Bisher habe ich jeden Kummer, jeden Schatten einer Sorge von ihr ferngehalten. Ich kann nicht zulassen, daß ausgerechnet heute — am Tag ihrer Hochzeit — ihr ganzes Glück durch einen dummen und schrecklichen Zwischenfall zerstört wird."

„Ich verstehe", sagte Dr. Gorski mit schmalen Lippen.

„Danke, Günther. Du bist mir jetzt verantwortlich ... verantwortlich auch dafür, daß Klaus rechtzeitig zur Trauung erscheint. Wenn nötig, schleppe ihn mit Gewalt hin, sorge dafür, daß jemand anders, vielleicht Hartenstein, die Wache bei der Patientin übernimmt!"

2

Vera Hartwig war ahnungslos, strahlend und beschwingt, als sie am Morgen mit ihren Eltern zum Standesamt fuhr.

Sie saß hinten in dem mit Blumengirlanden geschmückten Wagen neben ihrer Mutter, die kein Auge von der blühenden Schönheit ihrer Tochter lassen konnte und immer wieder sanft ihre Hand streichelte.

„Wollen wir nicht rasch in die Klinik schauen und Klaus abholen? Ach ja, bitte!" Vera beugte sich vor, legte ihre schmale bräunliche Hand auf die Schultern des Fahrers. „Halten Sie vor dem großen Tor, Herr Schmitz, ja?"

„Kommt nicht in Frage, fahren Sie weiter, Schmitz!" entschied der Professor, der vorn neben dem Fahrer saß. „Getrennt marschieren und vereint schlagen ... das gilt nicht nur für den Krieg, sondern auch für die Hochzeit!"

„Es bringt Unglück, wenn der Bräutigam die Braut vor der Trauung im Hochzeitsstaat sieht, das weißt du doch, Liebling", sagte Claudia Hartwig.

„Schade!" Vera ließ sich in die Polster zurücksinken und schwieg während der weiteren Fahrt.

Der Fahrer hatte den Wagen vor dem Standesamt, einem schönen alten Haus in der Hofgartenstraße, gestoppt, stieg jetzt aus und öffnete die Türen.

Er half zuerst der jungen Braut heraus, und als sie — leichtfüßig in ihren kleinen weißen Atlasschuhen — auf den Bürgersteig sprang, ging ein Raunen durch die Zuschauer, eine kleine Gruppe Neugieriger, die sich wie fast immer zusammengefunden hatte.

Vera richtete ihren Schleier, lächelte nach allen Seiten. Sie trug ein Kleid aus echten Brüsseler Spitzen, das die schmale Taille, den kleinen festen Busen und die hübschen geraden Schultern betonte, um dann in einen weiten, schwingenden Rock auszulaufen. Auf ihrem schwarzen schimmernden Haar saß eine weiße Spitzenkappe, an der ein Myrtenkranz und der lange hauchdünne Schleier befestigt waren. Sie sah zauberhaft aus, und sie wußte es, aber das störte den Eindruck nicht — Vera Hartwig war an Bewunderung gewöhnt, und sie genoß sie mit der Naivität eines verwöhnten Kindes.

Sie hätte sich gern noch länger dem staunenden Publikum gezeigt, aber ihr Vater schob seine Hand unter ihren Arm und führte sie in das Standesamt.

„Warum denn?" schmollte Vera. „Klaus muß doch jeden Augenblick kommen."

„Du wirst noch genug Gelegenheit haben, dich zu präsentieren", sagte Professor Hartwig. „Denk an die kirchliche Trauung mit all den vielen Menschen und an das Galadiner im *Parkhotel!* Erst wenn wir die standesamtliche Trauung überstanden haben, geht es ja richtig los."

„Auch wieder wahr", gab Vera zu. „Wieviel Uhr ist es, Mutti?"

„Fünf Minuten vor."

„Dann könnte Klaus doch eigentlich schon hier sein! Vielleicht ist er drinnen?"

Vera riß ohne weiteres die Tür zum Trauungszimmer auf.

Der Raum war bis auf einen Mann im dunklen Anzug, der ganz vorn hinter einem Tischchen saß, leer.

„Oh, pardon!" rief Vera.

Der Standesbeamte erhob sich, verbeugte sich leicht. „Macht gar nichts", sagte er lächelnd, „Sie sind für neun Uhr aufgeboten, nehme ich an? Dann treten Sie doch, bitte, ein!"

Vera folgte etwas zögernd dieser Aufforderung, Professor Hartwig und seine Frau schritten gemessen nach.

„Mein Bräutigam ist noch nicht da", sagte Vera, „ich dachte schon . . ."

„Er wird bestimmt gleich kommen! Treten Sie nur ein, nehmen Sie Platz . . . wir haben ja noch Zeit!"

Vera fühlte sich auf einmal seltsam beklommen.

Dr. Berg und Dr. Gorski, beide im Smoking, beide ihre Mäntel über dem Arm, stürmten die Treppe der Klinik hinunter.

Im ersten Stock blieb der Oberarzt plötzlich stehen. „Einen Moment noch, Günther", sagte er, „ich will nur eben . . ."

„Nein. Du kommst jetzt mit", sagte Gorski energisch. „Es ist gleich neun. Du willst doch wohl nicht zu deiner eigenen Hochzeit zu spät kommen!"

„Laß mich nur eben noch einen Blick auf Frau Rainer werfen!"

„Wozu? Hartenstein ist bei ihr. Es ging ihr heute früh relativ gut ..."

„Trotzdem!" Dr. Berg hatte schon die Türklinke in der Hand. „Ich habe keine ruhige Minute, bevor ich mich nicht überzeugt habe ..."

Dr. Gorski blickte auf seine Armbanduhr. „Na gut. Aber mach schnell. Ein Mädchen wie Vera läßt man nicht warten, schon gar nicht an solch einem Tag!"

Klaus Berg hörte ihm nicht mehr zu. Er hatte die Tür zum Krankenzimmer geöffnet, trat mit großen Schritten ein. Dr. Hartenstein, der neben dem Bett der Patientin gesessen hatte, stand auf.

„Wie steht's?" fragte Berg.

„Nicht besonders."

Er ergriff das Handgelenk der Patientin, die sehr blaß, mit geschlossenen Augen dalag. Ihr Puls flatterte. „Verdammt", stieß er durch die geschlossenen Zähne.

Er legte die Hand auf die Stirn Brigitte Rainers und fühlte kalten Schweiß.

„Na, was ist? Kommst du?" rief Gorski von der Tür her.

„Nein, tut mir leid", antwortete Berg ohne sich umzudrehen.

„Was heißt das?"

„Das ich jetzt nicht fort kann!"

„Aber du mußt! Es ist höchste Zeit!"

Dr. Berg drehte sich kurz um. „Tu mir den Gefallen, fahr du!"

„Und was soll ich Vera ... was soll ich dem Professor sagen?"

„Bitte sie zu warten. Ich werde sobald als möglich nachkommen!"

Für eine Sekunde blitzte Triumph in den dunklen Augen Dr. Gorskis auf, aber sofort senkte er die Lider. „Na, wie du willst."

Dr. Berg warf seinen Mantel über einen Stuhl, seine Smokingjacke hinterher. „Ich werde der Patientin eine kreislaufanregende Spritze geben, wenn nötig Sauerstoff ... wie lange liegt sie schon in diesem Zustand?"

„Seit etwa zehn Minuten geht es ihr schlechter", gab Dr. Hartenstein Auskunft.

Dr. Berg konnte ein Stöhnen nicht unterdrücken. „Mein Gott, was würde ich darum geben, wenn ich die Frau retten könnte!"

Der Standesbeamte zog seine silberne Uhr an einer langen Kette aus der Westentasche. „Zehn Minuten über die Zeit“, sagte er, „tut mir leid, ich glaube, ich werde einmal sehen ...“

Er ging über den roten Läufer nach hinten, öffnete die Tür, steckte den Kopf hinaus.

„Wie kann Klaus mir nur so etwas antun“, sagte Vera gepreßt.

„Er wird bestimmt gleich da sein“, versuchte Claudia Hartwig sie zu trösten.

„Das sagst du schon seit einer Viertelstunde!“

Der Standesbeamte kam zurück.

„Wir haben Glück“, sagte er, „das nächste Brautpaar ist schon da. Ich werde diese Herrschaften also erst trauen, und dann kommen Sie an die Reihe ... bis dahin wird der Bräutigam ja bestimmt eingetroffen sein!“

Vera sprang auf. „Wir sollen wieder gehen?“ rief sie.

„Ja. Nur auf den Flur. Sonst kommt mein ganzes Tagesprogramm durcheinander.“

„Was für eine Blamage“, sagte Vera unterdrückt, während sie am Arm ihres Vaters das Trauungszimmer verließ.

„Mir macht etwas anderes viel mehr Sorge“, sagte der Professor, „was wird aus der kirchlichen Trauung? Die können wir nicht verschieben!“

„Sie ist ja erst für zehn Uhr angesetzt“, erinnerte ihn seine Frau, „bis dahin schaffen wir es leicht, selbst wenn sich Klaus um eine halbe Stunde verspäten sollte!“

Vera löste sich von ihrem Vater. „Tut mir leid, aber ich halte es hier in diesem engen Flur nicht aus. Wenn wir noch eine Minute hierbleiben, werde ich hysterisch. Ich brauche Luft!“

Sie ging mit wehendem Schleier auf die Haustür zu. Die Eltern wechselten hinter ihrem Rücken einen besorgten Blick, bevor sie ihr folgten.

Der Tag draußen war sonnig und klar. Von der Hochstraße tönte der Lärm des Großstadtverkehrs herüber, aber hier, nahe beim Hofgarten, war es sehr still. Einige Kinder spielten unter den grün belaubten Bäumen. Die Neugierigen hatten sich verlaufen.

Vera wandte sich um, lächelte ihren Eltern tapfer zu. „Seid mir nicht böse! Jetzt geht's mir schon besser!“

„Ein Taxi!“ rief Claudia Hartwig.

Vera war sofort wieder obenauf. „Das ist Klaus!“ rief sie. „Er hat mit seinem Auto eine Panne gehabt ... mein Gott, und ich habe mich schon so gesorgt!“

Sie rannte die Stufen hinab, das Taxi hielt.

Aber es war nur Dr. Gorski, der ausstieg. Sein Gesicht war blaß.

„Wo ist Klaus?“ rief Vera. Sie packte Gorski bei den Schultern, schüttelte ihn. „Warum hast du ihn nicht mitgebracht?“

Günther Gorski sah über ihre Schulter hinweg auf das Schild des Standesamtes. „Es tut mir schrecklich leid“, sagte er trocken, „Klaus läßt sich entschuldigen ...“

Vera Hartwigs frisches Gesicht wurde von einer Sekunde auf die andere so weiß wie ihr Brautkleid. „Klaus ... kommt nicht?“ stieß sie fast tonlos hervor.

Mit wenigen Schritten war Claudia Hartwig an Veras Seite, legte mit einer schützenden Geste den Arm um ihre Tochter. „Bitte, Liebling, reg dich nicht auf! Ein Mißverständnis ... Klaus wird bestimmt gleich ...“ Auch ihr versagte die Stimme.

Unendliches Mitleid mit ihrer Tochter erfaßte sie. Sie hätte alles darum gegeben, Vera diese maßlose Enttäuschung zu ersparen oder sie wenigstens zu lindern, aber in diesem Augenblick war sie selbst völlig hilflos. So beschränkte sie sich darauf, Vera in die Arme zu ziehen, sie zu streicheln wie ein Kind, das sich verletzt hat.

Professor Hartwig nahm Gorski beiseite. „Also ... was gibt's?“ fragte er rauh. „Raus mit der Sprache, aber ehrlich!“

„Die Patientin hat einen Rückfall erlitten, und der Oberarzt hielt es für unumgänglich ... er hat mich vorgeschickt, um ...“

Professor Hartwig hörte gar nicht zu. Er hob die Hand und winkte seinem Fahrer. „Ich werde zur Klinik fahren“, sagte er entschlossen.

Vera löste sich von der Mutter, wandte ihrem Vater das weiße Gesicht mit den brennenden Augen zu. „Du willst Klaus holen?“

„Nein“, erwiderte der Professor schroff. Dann besann er sich, fügte in sanfterem Ton hinzu: „Sei tapfer, mein Schätzchen! Du fährst jetzt brav mit Mutter nach Hause.“

Plötzlich war es um Veras Fassung geschehen, sie begann bitterlich zu weinen.

Während die Mutter sich verzweifelt bemühte, sie zu trösten, wandte sich Professor Hartwig an Dr. Gorski: „Du nimmst dir jetzt ein Taxi ... ich sehe, deines wartet ja noch ...“

„Ich habe noch nicht gezahlt."

„Um so besser. Dann kannst du gleich weiterfahren. Zur Johanniskirche. Sprich mit dem Pfarrer, mach ihm klar, daß die Hochzeit ausfallen muß ... sag es auch den anderen Gästen."

Dr. Gorskis dunkles Gesicht blieb ganz unbewegt. „Aber ... mit welcher Begründung?" fragte er.

„Vera ist plötzlich erkrankt. Ich hoffe, du wirst Arzt genug sein, dir eine Diagnose einfallen zu lassen. Und wenn du das erledigt hast, fährst du weiter zum Hotel, sagst das Hochzeitsessen ab ... das heißt, mach den Leuten klar, daß es auf morgen oder übermorgen verschoben werden muß!"

„Bist du sicher, daß Vera bis dahin wieder gesund sein wird?" fragte Dr. Gorski unverschämt.

Unter dem scharfen Blick seines Chefs und Onkels verging ihm die Frechheit. „Entschuldige bitte, ich wollte nur sagen ..."

„Schon gut. Es ist mir völlig klar, daß du diesen Zwischenfall genießt. Aber ich rate dir in deinem eigenen Interesse, deine Freude nicht allzu deutlich zu zeigen. Du erweckst mit dieser Haltung keinerlei Sympathien, weder bei Vera noch bei mir."

„Tut mir leid, Onkel Konrad, ich wollte wirklich nur ..." Dr. Gorski sprach seinen Satz nicht zu Ende.

Professor Hartwig hatte ihn stehenlassen, wandte sich seiner Tochter zu. „Kopf hoch, Liebling", sagte er, „jetzt reiß dich zusammen! Du wirst doch nicht wollen, daß ganz Düsseldorf über dich lacht? Eine geplatzte Hochzeit ist immer noch besser als eine schmutzige Ehescheidung! Hak dich bei mir ein, lächle ... es geht die Leute nichts an, wie es in dir aussieht!" Er zog ein großes Taschentuch hervor, tupfte Vera sanft die Tränen ab. Dann reichte er ihr den Arm, führte sie zu dem Wagen, der inzwischen vorgefahren war.

Vera verbiß ihren Kummer, sah starr geradeaus, während sie, den schönen Kopf mit dem Brautschleier hocherhoben, an der Seite ihres Vaters zum Wagen schritt.

Erst als sie wieder neben ihrer Mutter im Auto saß, die Türen hinter ihnen zugefallen waren und das Auto sich langsam in Bewegung setzte, zerbrach ihre krampfhafte Beherrschung.

„Warum mußte das gerade mir passieren? Ausgerechnet mir? Ich bin ja so unglücklich", schluchzte sie unbeherrscht.

„Es geht vorüber", sagte Claudia Hartwig sanft, „alles geht vorüber! Du wirst sehen, morgen ..."

Sie fühlte sich so elend, als wenn dieses Leid nicht ihre Tochter, sondern sie selbst getroffen hätte. Zehn Jahre ihres Lebens hätte sie darum gegeben, ihrem behüteten Kind diesen ersten großen Schmerz zu ersparen. Aber das Schicksal war stärker als ihre mütterliche Liebe.

Verbissen hatte Dr. Klaus Berg um das Leben der Patientin gekämpft, obwohl er in jeder Faser seines Körpers spürte, wie die Zeit unaufhaltsam verrann.

Nicht für eine Sekunde schwand der Gedanke an seine Braut, die zu gleicher Zeit im Standesamt auf ihn wartete, aus seinem Unterbewußtsein. Dennoch gelang es ihm, sich — gleichsam mit der anderen Hälfte seines Wesens — auf den vorliegenden Fall zu konzentrieren. Er war sich darüber klar: er mußte Brigitte Rainer retten, wenn er Vera nicht verlieren wollte!

Es waren qualvolle Minuten, die er durchstand, qualvoll besonders deshalb, weil sein Gewissen, seit die Operationsschwester ihm das Verschwinden des Tuchs gemeldet hatte, nicht eine Sekunde mehr zur Ruhe gekommen war.

Endlich schien es geschafft. Der Puls der Patientin war wieder stärker, Farbe war in ihre Wangen zurückgekehrt, sie schlug die Augen auf.

Dr. Berg beugte sich über sie. „Frau Rainer", sagte er eindringlich, „wie fühlen Sie sich?"

Die Patientin lächelte schwach.

„Ganz gut", sagte sie.

Er blickte auf seine Armbanduhr, richtete sich auf. Es war halb zehn vorbei. Würde er es noch schaffen?

Dr. Hartenstein, der während der ganzen Zeit im Zimmer geblieben war, erriet seine Gedanken. „Beeilen Sie sich, Herr Oberarzt", sagte er, „ich bleibe hier und ... alles Gute!"

Die Schwester half Dr. Berg aus dem Kittel, reichte ihm die Smokingjacke.

In diesem Augenblick wurde die Tür aufgerissen. Professor Hartwig marschierte ins Zimmer. Mit einem Blick überschaute er die Szene.

„Nicht mehr nötig, Herr Oberarzt", sagte er, „die Hochzeit ist abgesagt!"

Die Schwester ließ die Smokingjacke sinken, Dr. Hartenstein wußte vor Verlegenheit nicht, wohin er blicken sollte. Ohne ein Wort der

Entgegnung schlüpfte Dr. Berg wieder in seinen Kittel. Kein Muskel zuckte in seinem übernächtigen, von Anstrengung gezeichneten Gesicht.

Professor Hartwig ergriff die Hand der Patientin, fühlte den Puls, nahm das Stethoskop, horchte die Herztöne ab. „Na, ich sehe, Frau Rainer", sagte er dann, „es geht Ihnen jetzt ganz gut."

Wieder bemühte sich die Frau um ein Lächeln. „Danke, ja, Herr Professor! Wenn mein Mann kommt ..."

„... darf er Sie für fünf Minuten besuchen! Aber jetzt denken Sie nicht an Ihre Familie, versuchen Sie lieber sich zu entspannen. Sie wollen doch wieder ganz gesund werden, nicht wahr?"

„Möglichst schnell nach Hause ..." sagte Brigitte Rainer schwach.

„Aber ja. Wir werden sehen, was wir tun können. Doch jetzt wird geschlafen, verstanden! Und keine dummen Gedanken, wenn ich bitten darf!"

Der Professor wandte sich zur Tür. „Komm mit, Klaus! Sie bleiben bei der Patientin, Dr. Hartenstein. Bis auf weiteres."

Professor Hartwig rauschte hinaus, Dr. Berg folgte ihm mit gesenktem Kopf.

Der Professor sprach kein Wort, bevor sie sein Arbeitszimmer betreten hatten.

Dann baute er sich vor Dr. Berg auf. „Also ... was hast du mir zu sagen?"

Klaus Berg sah ihm gerade in die Augen. „Ich verstehe, daß das alles furchtbar ist, besonders für Vera ... aber ich konnte die Patientin nicht allein lassen! Ich konnte Vera nicht mein Jawort geben in der Vorstellung, daß gerade im gleichen Augenblick Frau Rainer vielleicht ..." Seine Stimme brach. „Und alles durch meine Schuld", sagte er noch mühsam.

Professor Hartwig zog die schlohweißen Augenbrauen zusammen. „Es stimmt also, was Gorski mir erzählt hat? Du hast ein Tuch im Leib der Patientin vergessen?"

„Ich weiß es nicht", sagte Dr. Berg gequält, „ich weiß es wirklich nicht. Die ganze Nacht habe ich darüber nachgegrübelt, aber ..." Er strich sich mit der Hand über die Stirn, „... ich kann mich einfach nicht erinnern."

Professor Hartwig drehte sich brüsk um, wandte sich zum Fenster. „Ich sehe den offenen Leib noch vor mir, es war kein Tuch mehr drin, ich könnte es beschwören! Aber andererseits ... ein Tuch ist verschwunden! Wo könnte es sein — außer im Leib der Patientin? Die Schwestern haben doch alles durchsucht. Es ist grauenhaft!"

„Wenn du das Tuch wirklich vergessen hast", sagte der Professor langsam, „weißt du, was das bedeutet?"

„Ja, die Patientin ist unrettbar verloren. Es hat auch keinen Zweck, die Operation zu wiederholen, wenn Frau Rainer wieder einigermaßen bei Kräften ist ..."

„Stimmt. So ein Fremdgegenstand wandert. Wer weiß, wo er jetzt schon sitzt."

„Ich hätte die Operation nicht übernehmen dürfen", sagte Dr. Berg, „damit fängt es an. Ich hielt mich gestern abend noch für einigermaßen nüchtern, aber ... ich war es eben doch nicht. Anders ist alles, was geschehen ist, nicht zu erklären."

„Dann", sagte Professor Hartwig und wandte sich um, „liegt genau so viel Schuld bei mir. Ich hätte dich nicht gehen lassen dürfen."

Dr. Berg schüttelte den Kopf. „Nein", sagte er, „für das, was man tut oder versäumt, trägt man allein die Verantwortung." Die Hand, die er in die Hosentasche steckte, zuckte wieder zurück.

„Steck dir nur eine an", sagte Professor Hartwig, „mich stört es nicht."

„Danke." Klaus Berg zog sein Zigarettenpäckchen heraus, schob sich eine Zigarette zwischen die Lippen, zündete sie an. „Wie hat ... Vera es aufgenommen?" fragte er stockend.

„Sie war außer sich, verzweifelt, unglücklich, alles, was du willst. Kein Wunder, sie ist ja noch ein halbes Kind. Es hat einen Moment gegeben, da hätte ich dich am liebsten erschlagen."

„Es ist mir furchtbar", sagte Dr. Berg.

„Ich glaub's dir sogar. Ich verstehe auch, warum du nicht anders handeln konntest. Ein Todesfall ist nicht gerade der richtige Auftakt für eine Hochzeit."

„Ein Mord."

Professor Hartwig legte seinem Oberarzt die Hand auf die Schulter. „Nicht übertreiben, mein Junge! Wenn du die Dinge so betrachtest, wären wir Ärzte alle Mörder. Jedem unterläuft mal eine falsche Diagnose, ein Kunstfehler ... ich könnte dir aus dem Handgelenk drei Fälle aufzählen, bei denen ich Patienten auf dem Gewissen habe."

„Das ist für mich keine Entschuldigung."

„Sicher nicht. Ich will auch nicht behaupten, daß mir das, was passiert ist, gefällt. Aber so ein Malheur gehört zum Berufsrisiko. Man muß sehen, daß man damit fertig wird. Etwas anderes bleibt uns ja nicht übrig."

Dr. Berg hatte seine Zigarette zwischen Daumen und Zeigefinger genommen, tat einen tiefen Zug. „Ich bin total erledigt", sagte er, „ich habe nicht die geringste Vorstellung, wie es jetzt weitergehen soll."

„Na, dann will ich es dir sagen ..." Professor Hartwig drehte einen Sessel herum, nahm Platz. „Komm, setzen wir uns. Du wirst dich erst mal richtig ausschlafen, dann sieht die Welt schon wieder anders aus. Die Hochzeit wird nachgeholt ... morgen oder übermorgen. Dann fliegt ihr beide, wie geplant, nach Teneriffa. Aber unter den gegebenen Umständen halte ich es für richtig, wenn ihr eure Hochzeitsreise etwas ausdehnt, sagen wir drei Monate. Das wird ein kleines Trostpflaster für Vera sein, und außerdem ... diese Zeitspanne sollte genügen, damit Gras über die Sache wächst. Einverstanden?"

„Ich weiß nicht", sagte Klaus zögernd.

„Was weißt du nicht, mein Junge?"

„Ob man so einfach nach einem solchen Fall wieder zur Tagesordnung übergehen kann. Versuch doch, bitte, mich zu verstehen! Die ganze Sache hat mich furchtbar geschlaucht und ..."

Professor Hartwig hob die Hand. „Halt! Eine Zwischenfrage: Liebst du Vera?"

„Ja."

„Na, dann gibt es doch überhaupt keinen Zweifel. Du bist ein Mann, du mußt lernen, deine Niederlagen zu verkraften wie deine Siege. Du kannst auf keinen Fall die Frau, die du liebst, unter deinem eigenen Versagen leiden lassen."

Es wurde an die Tür geklopft. „Herein!" rief Hartwig unwillig.

Schwester Klara, eine ältliche, sehr energische und tüchtige Person, stürzte herein. „Herr Professor", rief sie atemlos, „Sie werden dringend im OP verlangt!"

„Ich? Sind Sie des Teufels? Meine Klinik wimmelt von Ärzten und ausgerechnet ich ..."

Schwester Klara fiel ihm, ganz gegen die Gepflogenheiten des Hauses, ins Wort: „Es ist wirklich dringend, Herr Professor! Es handelt sich um Frau Baumann aus der Privatabteilung. Das Kind liegt quer. Aber sie weigert sich, einem Kaiserschnitt zuzustimmen!"

Beim Eintritt in das Kreißzimmer wurden Professor Hartwig und Dr. Berg von dem diensthabenden Arzt, Dr. Ott, empfangen.

„Gut, daß Sie da sind, Herr Professor!“ sagte er aufatmend.

Jürgen Ott war Anfang vierzig, ein erfahrener Arzt, der sich so leicht nicht aus der Ruhe bringen ließ. Aber jetzt zeigte sein verstörtes Gesicht, daß er der Situation nicht ganz gewachsen war. Seine Stimme klang belegt.

„Also, was gibt's?“ fragte Professor Hartwig nicht gerade freundlich.

Dr. Ott schluckte. „Querlage. Ich habe das Kind von außen her gewendet. Aber bei jeder Wehe rutscht es wieder mehr in diese verdammte Querlage zurück!“

„Na, dann machen Sie doch eine Sectio!“

„Das wollte ich ja, Herr Professor. Aber Frau Baumann weigert sich. Sie will nicht. Auf keinen Fall. Ich habe alles versucht.“

„Angst?“ fragte Professor Hartwig.

„Ja“, sagte Dr. Ott gepreßt. Er warf Dr. Berg, der hinter dem Professor stand, einen Blick zu.

Professor Hartwig war schon zum Kreißbett getreten. Er nickte der Hebamme, die beruhigend die Hand von Frau Baumann hielt, kurz zu, wandte sich dann an die Patientin:

„Na, meine Liebe“, sagte er väterlich, „was machen Sie denn für Geschichten?“

Er kannte Frau Evelyn Baumann als eine hübsche, sehr gepflegte junge Frau. Aber jetzt, da sie vor ihm lag, wirkte sie weder gepflegt noch hübsch.

Ihr helles blondes Haar war von Schweiß verklebt, ihr zartes Gesicht verzerrt, und ihre hellen Augen zeigten panische Angst.

„Ich will nicht, Herr Professor!“ rief sie hysterisch. „Ich will nicht! Lassen Sie mich fort, rufen Sie meinen Mann an! Ich will hier raus, ich kann nicht mehr!“ Sie bäumte sich unter einer neuen Wehe auf.

„Aber, aber“, sagte Professor Hartwig, „Sie müssen doch Ihr Kindchen zur Welt bringen ... oder wollen Sie es etwa gar nicht mehr haben?“ — „Ich will leben!“ schrie die Patientin.

„Das sollen Sie doch auch! Sie sollen leben, und Ihr Kindchen soll leben!“

„Nein, Sie wollen mich töten ... Sie werden mich umbringen wie ...“

„Wir haben hier noch niemanden umgebracht, Frau Baumann", sagte Professor Hartwig, „nun nehmen Sie sich mal zusammen!" Er winkte der Hebamme. „Frau Weber wird Ihnen jetzt eine schmerzstillende Spritze geben ..."

„Nein! Nein!" schrie die Frau. „Sie wollen mich einschläfern ... ich will nicht!" Sie schrie gellend auf, schlug der Hebamme die aufgezogene Spritze aus der Hand. Sie fiel zu Boden, zerbarst.

Professor Hartwig bewahrte eiserne Ruhe. „Na schön", sagte er, „wenn Sie so eigensinnig sind, müssen Sie eben leiden. Dann kann ich Ihnen auch nicht helfen!" Er richtete sich auf.

Die Frau klammerte sich an ihn. „Bitte, bestellen Sie einen Krankenwagen! Bitte, lassen Sie mich fort!"

„Aber selbstverständlich, wenn das wirklich Ihr Wille ist", sagte Professor Hartwig, „aber erst darf ich Sie doch noch untersuchen, ja?"

„Ich will keinen Kaiserschnitt!"

„Das ist mir durchaus klar. Aber vielleicht geht es auch ohne Sectio!"

Professor Hartwig betastete behutsam den geschwollenen Leib der Patientin mit beiden Händen — der kindliche Kopf stand rechts, eine Querlage, kein Zweifel. Trotzdem horchte er zwischen zwei Wehen mit dem hölzernen Stethoskop die kindlichen Herztöne ab. Sie waren kräftig, aber ihr Ausgangsort bestätigte seine Diagnose.

„Ihrem Kindchen geht es gut", sagte der Professor, „es scheint kräftig und gesund zu sein."

Für Sekunden ließ die Anspannung der Patientin nach.

Professor Hartwig setzte sich an den Rand des Kreißbettes, nahm die zuckende, von kaltem Schweiß bedeckte Hand der Patientin zwischen seine warmen Hände. „Nun sagen Sie mal ganz ehrlich, Frau Baumann ... haben Sie denn gar kein Vertrauen zu mir?"

„Doch", flüsterte die Patientin.

„Raten Sie mal, wie oft ich schon einen Kaiserschnitt durchgeführt habe ... nein, geben Sie sich keine Mühe ... viele hundert Male, und immer ist es gutgegangen."

„Das glaube ich Ihnen ja ..."

„Eine Sectio", fuhr Professor Hartwig, immer mit der gleichen gelassenen Stimme, fort, „ist heutzutage doch kein Problem mehr. Viele gesunde junge Frauen bitten mich darum, obgleich gar keine Indikation gegeben ist ... sie wollen einen Kaiserschnitt, um sich die Wehen und die Schmerzen der Geburt zu ersparen."

Eine neue Wehe packte den Körper der Patientin. „Tief durchatmen“, mahnte der Professor, „sehen Sie, das ist ja ganz gut gegangen ... Sie waren sehr tapfer!“

Die Patientin zwang sich ein Lächeln ab.

In diesem Augenblick sah sie Oberarzt Dr. Berg, der hinter den Professor getreten war. Ihr Lächeln erstarb, blankes Entsetzen trat in ihre Augen.

„Da ist er“, keuchte sie, „da, sehen Sie!“

„Wen? Was haben Sie denn?“

„Den Mörder!“

Die ungeheuerliche Anklage gellte durch das Zimmer.

Dr. Berg stand wie erstarrt. Es war ihm, als wenn alle ihn anblickten, als wenn alle dieses schreckliche Wort wiederholten — aber es war sein eigenes Gewissen, das wie ein Echo den Schuldspruch wiederholte: Mörder! Mörder! Du bist ein Mörder!

„Schicken Sie ihn weg!“ schrie die Patientin. „Er ist es, der diese Frau umgebracht hat ... lassen Sie nicht zu, daß er mich anrührt!“

„Geh!“ sagte Professor Hartwig mit einer Kopfbewegung zu seinem Oberarzt. „In den Waschraum“, fügte er leiser hinzu.

Er drückte die Patientin auf das Kreißbett zurück. „Aber, aber“, sagte er. „Er ist ja schon fort! Und jetzt beruhigen Sie sich, bitte. Denken Sie doch an Ihr Kindchen! Es bekommt ihm ganz und gar nicht, wenn Sie sich so aufregen.“

„Dieser Arzt, der ...“

„Es geht jetzt nur um uns beide, Frau Baumann! Sehen Sie mich an, und beantworten Sie mir meine Frage: wollen Sie mir vertrauen?“

„Ihnen schon!“

„Na sehen Sie, das ist ein Wort. Ich will Ihnen doch nur helfen, begreifen Sie doch. Noch ist Ihr Kind gesund und lebt. Aber es kann nicht aus Ihrem Leib heraus ...“

„Ich“, stammelte die Frau, „aber die Wehen ... ich tue doch alles.“

„Es liegt nicht an Ihnen, Frau Baumann! Ihr Kind ist in eine falsche Lage gerutscht. Es liegt mit dem Rücken zum Muttermund, verstehen Sie?“

„Ich habe Angst“, sagte Frau Baumann kaum hörbar.

„Das brauchen Sie nicht. Ich werde den Eingriff selbst durchführen, ich habe es hundertmal gemacht. Das Risiko ist nicht größer als bei einer Blinddarmoperation.“ — „Wann?“

Professor Hartwig stand auf. „Jetzt sofort! Sie sollen doch nicht sinnlos leiden. In einer Viertelstunde wird alles überstanden sein. Sind Sie einverstanden?"

Eine Wehe, stärker als die vorhergegangenen, durchfuhr den Leib der Gebärenden. „Ja", schrie sie, „ja! Ich kann nicht mehr! Machen Sie mit mir, was Sie wollen!"

Zehn Minuten später lag Frau Baumann auf dem Operationstisch. Der Anästhesist hatte die Narkose eingeleitet. Als Professor Hartwig, gefolgt von Dr. Berg und Dr. Ott, den OP betrat — alle drei in ihren grünen Kitteln, durch Mundschutz und Schiffchen fast unkenntlich gemacht —, führte er den Trachealkatheter in die Luftröhre ein.

Noch einmal überprüfte Professor Hartwig mit dem hölzernen Stethoskop die kindlichen Herztöne.

Dann richtete er sich auf, fragte: „Können wir?"

Der Anästhesist nickte. „Ja!"

Professor Hartwig nahm das Skalpell, tat den ersten Schnitt, Dr. Ott setzte die Hauthaken neu. Professor Hartwig öffnete das Bauchfell.

Eine Schwester reichte die sterilen Tücher — eins, zwei, drei, vier, fünf. Professor Hartwig und Dr. Berg deckten die freigelegten Därme ab, schoben sie vorsichtig zur Seite, stopften sie fest.

Dr. Klaus Berg war es wie in einem unheimlichen Traum. Es war alles wie gestern nacht und doch anders, ganz anders.

Mit einem sehr feinen Skalpell machte Professor Hartwig einen Querschnitt durch den unteren Teil der Gebärmutter, erweiterte den Schnitt behutsam mit dem Finger. Mit der rechten Hand faßte er in die Öffnung. Dr. Berg unterstützte ihn durch vorsichtigen Druck von oben. Professor Hartwig zog das Kind, ein Mädchen, ans Licht. Es schrie sofort, kräftig und durchdringend.

Professor Hartwig klemmte die Nabelschnur zweimal ab, durchtrennte sie, reichte das kleine Mädchen der Hebamme weiter, machte sich daran, die Plazenta herauszulösen. Die OP-Schwester reichte ihm die runde Nadel, mit geschickten Stichen vernähte er die Uterusmuskulatur.

Dr. Ott nahm die Tücher aus der Bauchhöhle.

„Zählen!" rief Professor Hartwig.

Wenig später kam der Bescheid: alle Tücher waren vorhanden.

Die Blicke von Professor Hartwig und Dr. Berg trafen sich über dem Operationstisch. In Bergs Augen stand blanke Verzweiflung. Er hatte gehofft, daß die Erinnerung an das, was gestern nacht geschehen war, ihm jetzt, während dieser Operation, zurückkäme.

Aber alles war noch verschwommener als vorher. Hatte er es versäumt, seine Mitarbeiter aufzufordern, die Tücher zu zählen? Wieviel Tücher hatte er benützt? War es möglich, daß er wirklich eines im Leib von Frau Rainer vergessen hatte?

Er wußte nur eines: Diese Frage würde ihn bis ans Ende seiner Tage verfolgen.

Professor Hartwig begann, das Bauchfell zu vernähen. Wenige Minuten später war die Operation beendigt. Das Kind lebte. Puls und Atmung der Patientin waren befriedigend.

Die drei Ärzte standen nebeneinander an den Waschbecken.

Endlich brach Professor Hartwig das drückende Schweigen. „Nicht noch einmal möchte ich gezwungen sein, unter solchen Voraussetzungen zu operieren“, sagte er. „Ohne das unbedingte Vertrauen meiner Patientinnen kann ich nicht arbeiten ...“

Mit einer hastigen Bewegung stellte Dr. Ott den Wasserhahn ab, murmelte eine Entschuldigung, schlüpfte in seinen Kittel und verließ fast fluchtartig den Waschraum.

„Ich bin bereit, die Konsequenzen zu ziehen“, erklärte Klaus Berg.

Professor Hartwig fuhr herum, starrte ihm ins Gesicht. „Spiel nicht den Empfindlichen“, knurrte er, „das steht dir nicht zu!“

„Du verstehst mich ganz falsch, ich wollte doch nur sagen ...“

Professor Hartwig ließ ihn nicht aussprechen. „Ich möchte bloß wissen, wer da gequatscht hat“, sagte er, „aber im Grunde ist es ja egal. Ich hatte gehofft ... na, Schwamm drüber. Tatsache ist, daß die ganze Klinik Bescheid weiß. Ich mach dir keinen Vorwurf, Klaus, aber wir müssen den Tatsachen ins Gesicht sehen.“

Dr. Berg reckte die breiten Schultern. „Das habe ich bereits getan. Ich werde meinen Posten als Oberarzt niederlegen und die Klinik verlassen.“

Professor Hartwig wollte sich seine Erleichterung nicht anmerken lassen. „Jetzt verdreh die Dinge aber nicht“, polterte er los, „von Entlassung habe ich kein Wort gesagt!“

„Das war auch nicht nötig", erwiderte Berg gefaßt, „ich weiß sehr gut, was ich zu tun habe."

Professor Hartwig richtete sich zu seiner vollen Größe auf. „Na schön, wenn du es hören willst: du hast ganz recht. Ich laß mir den Ruf meiner Klinik nicht ruinieren. Von niemandem, auch nicht von dir. Ich habe gearbeitet und geschuftet, bis ich den Punkt erreicht habe, an dem ich heute stehe, die Klinik ist mein Lebenswerk, Klaus!"

„Darüber", antwortete Dr. Berg, „bin ich mir völlig klar. Aber das ist nicht der Grund, warum ich mich entschlossen habe zu gehen. Versteh mich richtig. Ich würde nicht einmal bleiben, wenn du mich darum bitten würdest ... nicht einmal dann, wenn Hoffnung bestünde, die Sache doch noch zu vertuschen."

Professor Hartwig drehte den Wasserhahn zu, trocknete seine Hände ab. „Das sind große Worte, mein Junge."

„Es sollte mir leid tun, wenn du mich jetzt noch zu allem Überfluß für einen Wichtigmacher halten würdest, Papa! Aber ich kann nach dem, was geschehen ist, einfach nicht weiterleben und weiterarbeiten wie bisher. Wenn Frau Rainer stirbt — durch meine Schuld ..."

„... wirst du dich vor Gericht und vor der Ärztekammer verantworten müssen", ergänzte der Professor trocken.

„Aber darum geht es ja nicht!" rief Berg leidenschaftlich. „Bitte, versuch mich zu verstehen! Ich fürchte nicht den Skandal, nicht die Strafe ... es ist einfach grauenhaft für mich, daß mir das passieren konnte!"

„Jeder Operateur macht früher oder später mal so etwas durch", sagte Professor Hartwig, aber es klang nicht überzeugend. „Kein Grund, verrückt zu spielen."

„Aber Grund genug, die Konsequenzen zu ziehen. Ich trete ab, Papa. Du kannst dir einen neuen Oberarzt suchen. Der Ruf deiner Klinik soll durch mein Versagen nicht geschmälert werden."

„Und ... was hast du vor?"

„Ich werde die Praxis meines Vaters übernehmen."

Professor Hartwig zog die weißen buschigen Augenbrauen zusammen. „Du willst nach Dinkelscheid? Junge! Kein Mensch, der alle fünf Sinne beisammen hat, vergräbt sich freiwillig in so einem Nest!"

Klaus Berg zündete sich eine Zigarette an. „Auch in solch einem Nest werden Ärzte gebraucht, Papa."

„Stimmt. Aber das bedeutet doch nicht, daß ausgerechnet du dort am richtigen Platz bist! Ein Arzt mit deiner Ausbildung und mit deinen Fähigkeiten!"

Dr. Berg schnipste die Asche seiner Zigarette ins Waschbecken. „Es sieht so aus, als wenn ich meine Fähigkeiten bisher überschätzt hätte. Sonst wäre mir das gestern nacht nicht passiert. Und was meine Ausbildung betrifft ... sie wird mir, wo immer ich auch arbeite, von Nutzen sein." Er nahm den weißen Kittel des Professors vom Haken, half ihm hinein.

„Danke", sagte Professor Hartwig, „überleg dir gut, was du tust ... in Dinkelscheidt wirst du kaum noch Gelegenheit haben, als Chirurg zu arbeiten."

„Gerade deshalb ist es die einzig richtige Lösung. Als Chirurg habe ich versagt. Vielleicht werde ich als praktischer Arzt und Geburtshelfer mehr Erfolg haben."

„Und du glaubst, das wird dir genügen?"

„Ja", erklärte Klaus Berg mit fester Stimme. „Ich rufe heute noch meinen alten Herrn an. Er hat meine Karriere immer mit einiger Skepsis betrachtet ... mit einer Skepsis, die ich ihm bisher übelgenommen habe. Aber es sieht ganz so aus, als wenn er, als einziger, mich immer richtig eingeschätzt hätte. Er wird sich freuen, daß ich zur Vernunft gekommen bin."

„Na, dann freut sich wenigstens einer."

Dr. Berg drückte seine Zigarette aus, zog sich selbst seinen Kittel über. Die beiden waren fertig, aber sie konnten nicht gehen, bevor sie nicht das Wichtigste besprochen hatten, und jeder scheute sich, den Anfang zu machen.

So standen sie nur da, sahen sich stumm in die Augen, und beide empfanden den gleichen ehrlichen Schmerz. Sie hatten sich immer verstanden, hatten gut zusammengearbeitet, sich aufeinander verlassen, sich innerlich nahegestanden — und all das sollte nun zu Ende sein, weil etwas geschehen war, was mit ihnen selbst und ihren Beziehungen zueinander eigentlich gar nichts zu tun hatte. Sie waren tief deprimiert und doch beide viel zu hart, um auch nur den Versuch zu machen, ihren Gefühlen Ausdruck zu geben.

Klaus Berg räusperte sich, um seine Stimme freizubekommen. „Also dann ..." sagte er.

Professor Hartwig riß sich zusammen, stellte jetzt endlich die Frage, die ihm am meisten am Herzen lag: „Was wird mit dir und Vera?"

„Ich werde mit ihr sprechen."
„Soll ich nicht lieber ..."
„Danke. Aber das ist meine Angelegenheit."
„Klaus", sagte Professor Hartwig eindringlich, „Vera ist sehr verwöhnt, sie ist ein Großstadtkind, sie paßt nicht in ein Nest wie Dinkelscheidt ..." Er unterbrach sich. „Aber warum erzähle ich dir das alles? Du weißt es so gut wie ich."
„Nein, Papa", sagte Klaus Berg, „ich glaube, daß in Vera viel mehr steckt, als ihr alle für möglich haltet."
„Ich kenne sie besser als du!"
„Das glaube ich nicht."
Professor Hartwigs volles Gesicht unter dem schlohweißen Haar rötete sich. „Herrgott, warum bist du nur so ein Dickkopf?" polterte er los. „Kannst du denn wirklich nicht über deine eigene Nase hinaussehen? Vera gehört hierher, in die Großstadt, sie ist die ideale Frau für einen erfolgreichen Chirurgen, aber nicht für einen ... einen ..." Ihm fehlten die Worte.
„Für einen Dorfbader", ergänzte Dr. Berg. „War das der Ausdruck, den du suchtest?"
Wider Willen mußte Professor Hartwig lachen. „Nun werde nur nicht auch noch unverschämt", sagte er, „du weißt genau, wie ich es meine!"
„Vera muß sich selbst entscheiden."
„Stimmt. Und das wird sie auch tun. Es hat gar keinen Zweck, daß ich ein Verbot erlasse oder die Faust zum Himmel recke und sie verfluche. Sie hat immer das durchgesetzt, was sie wollte." Professor Hartwig legte seine Hand auf den Arm des Oberarztes. „Ich kann dich nur bitten ... Klaus, sei nett zu ihr, mach es ihr leicht!"
„Darauf kannst du dich verlassen", versprach Dr. Berg ernst, „ich liebe Vera, und ich würde ihr niemals weh tun."

3

Als Vera mit ihrer Mutter vom Standesamt nach Hause kam, war sie schnurstracks auf ihr Zimmer gestürmt. Sie hatte ihre weißen Atlasschuhe in die Ecke geschleudert, sich Brautschleier und Myrtenkranz vom Kopf gerissen und war mit beiden Füßen darauf herumgetrampelt. Dann hatte sie sich quer über ihr Bett geworfen, das Gesicht in die Kissen vergraben und wild und bitterlich geschluchzt.

Claudia Hartwig setzte sich auf die Bettkante, öffnete den langen Reißverschluß des weißen Spitzenkleides, richtete ihr weinendes Kind ein wenig auf, streifte ihr das Oberteil über die Schultern.

Vera ließ es mit sich geschehen. „Warum", schluchzte sie, „sag mir, Mutti, warum hat er mir das angetan?"

„Vielleicht ... ein schwieriger Fall in der Klinik ..."

Vera warf sich herum. Ihr verheultes Gesichtchen war immer noch sehr hübsch, ihre tiefblauen Augen standen voller Tränen. „Ich könnte ihn umbringen!" schrie sie. „Mit meinen eigenen Händen könnte ich ihn erwürgen!"

„Aber, Vera", sagte Claudia Hartwig und benutzte die Gelegenheit, ihr das Brautkleid über die Füße zu ziehen, „das glaubst du doch selbst nicht! Du hast ihn doch lieb!"

„Eben deshalb!" rief Vera. „Nur auf einen Menschen, den man lieb hat, kann man eine solche Wut haben!"

„Du tust ihm sicher unrecht", sagte die Mutter.

Vera richtete sich kerzengerade auf dem Bett auf. „Du verteidigst ihn noch?"

„Ja. Jemand muß es wohl tun."

„Es erschüttert dich also gar nicht, daß er mir die größte Enttäuschung meines Lebens bereitet ... daß er mich bis auf die Knochen blamiert hat?"

„Es tut mir sehr leid für dich", sagte Claudia Hartwig, „und ich kann mir durchaus vorstellen, wie unglücklich du jetzt bist. Nur eben ... ich kenne auch Klaus. Er hätte dich bestimmt nicht im Stich gelassen, wenn nicht etwas Unaufschiebbares dazwischengekommen wäre."

„Etwas Unaufschiebbares? Heute? An unserem Hochzeitstag?" Vera schüttelte so heftig ihren Kopf, daß ihre kunstvolle Frisur sich löste und die schwarzen Locken ihr in den Nacken fielen. „Nein, Mutti, etwas Wichtigeres als eine Trauung kann es gar nicht geben!"

„Klaus ist anders als du. Er ist ein Arzt mit großem Pflichtgefühl. Das hat Vater oft gesagt. Und mir hat das immer ganz besonders an ihm imponiert!"

„Mir nicht", erklärte Vera entschieden. „Die Kranken sind wichtig, das gebe ich ja zu, ein guter Arzt muß sich um sie kümmern, aber ich, seine Braut, müßte seinem Herzen näherstehen!" Wieder kamen ihr die Tränen. „Wie konnte er mir das antun! Mich vergeblich warten lassen! Auf dem Standesamt, vor allen Leuten! Nein, das ist keine Liebe, Mutti. Wenigstens anrufen hätte er doch können, das mußt du zugeben!"

„Warte ab, bis du dich mit ihm ausgesprochen hast."

Vera hatte sich auf den kleinen Hocker vor ihrem Toilettenspiegel gesetzt und musterte ihr von Tränen zerstörtes Make-up. Jetzt wandte sie sich der Mutter zu.

„Ich? Mich mit Klaus aussprechen? Ich denke ja nicht daran! Nie! Ich will ihn nicht mehr wiedersehen ... nie mehr im Leben!" Sie befeuchtete einen Wattebausch mit Reinigungsmilch, fuhr sich energisch über Wangen, Stirn, Hals und Mund.

„Wie eine Hexe sehe ich aus", sagte sie böse, „das ist auch seine Schuld ... oh, wenn ich mir nur vorstelle, wie sie jetzt miteinander tuscheln und hämisch kichern werden, meine geliebten Freundinnen, ich könnte wahnsinnig werden!"

„Aber Günther Gorski hat doch allen gesagt, daß du ganz plötzlich erkrankt bist und die Hochzeit deshalb abgeblasen werden mußte!"

„Na, wenn schon! Als wenn das auch nur eine von denen glauben würde! Blöd mögen sie sein, aber so blöd nun doch nicht. Ich weiß nicht, wie ich ihnen noch ins Gesicht sehen, ich weiß nicht, wie ich ihnen Rede und Antwort stehen soll ... oh, Mutti, über diese Blamage werde ich nie hinwegkommen!"

„Vera", sagte Dr. Klaus Berg nach zehn Minuten, „glaube mir, ich verstehe deine Aufregung, deine Empörung vollkommen. Trotzdem ... du darfst mich nicht verurteilen, bevor du alles weißt."

„Ich weiß genug! Du liebst mich nicht! Das hast du vor aller Welt klar bewiesen! Ich war immer nur ein Spielzeug für dich, ein Spielzeug, das man wegwerfen kann, wenn es einem lästig geworden ist!"

„Du verkennst die Situation."

„Was gibt es denn da zu verkennen? Du hast mich sitzenlassen ... an unserem Hochzeitstag! Du hast es nicht einmal für nötig gehalten, anzurufen, dich zu entschuldigen."

„Vera!"

„Geh, geh! Laß mich allein! Erspar mir wenigstens diese Quälerei!"

Er schwieg, zündete sich eine Zigarette an, um Zeit zu gewinnen. „Gut", sagte er endlich und schnippte das Streichholz in den Papierkorb, „wenn du darauf bestehst, werde ich dich allein lassen, aber erst, wenn du mir eine Frage ganz ehrlich beantwortet hast!" Er richtete den Blick fest und durchdringend auf ihr vor Nervosität und Zorn leicht verzerrtes Gesicht. „Liebst du mich noch?"

„Nein!"

Er zuckte zusammen, brauchte Sekunden, bis er sich wieder in der Gewalt hatte.

„Das war es, was ich wissen wollte", sagte er dann. „Leb wohl, Vera! Ich wünsch dir alles Glück, auch, wenn ich selbst es dir nicht bieten konnte!" Er drückte die eben angerauchte Zigarette aus, drehte sich um.

Sie stand wie erstarrt. Erst als er die Klinke schon in der Hand hatte, löste sich ihre Verkrampfung. Sie machte eine Bewegung, als wenn sie ihn zurückhalten wollte, rief mit erstickter Stimme: „Klaus!"

Er drehte sich so rasch wieder um, als wenn er nur auf diesen Zuruf gewartet hätte. „Ja?" sagte er. „Willst du mir noch etwas sagen?"

„Klaus!" Sie flog in seine Arme, klammerte sich an ihm fest. „Als wenn ich dich nicht liebte, Klaus! Gerade darum tut es ja so weh! Wie konntest du mir das antun?!" Sie brach in Tränen aus. „Ich bin ja so unglücklich ..."

Aber während sie es sagte, war es schon nicht mehr ganz wahr. Die Tränen linderten ihren Schmerz, und von seiner Nähe, der Kraft seiner Arme, die sie umschlungen hielten, dem stetigen starken Pochen seines Herzens, das ganz dicht an ihrem Ohr schlug, ging eine Beruhigung aus, die alles, was sie an diesem Tag ausgestanden hatte, unwirklich und unwichtig erscheinen ließ.

„Ich liebe dich, Vera", sagte er, „ich liebe dich mehr als mein Leben."
„Und wirst du mich nie wieder im Stich lassen?"

„Vera", sagte er, „ich bin ein Mann, und bald werde ich dein Mann sein, aber darüber hinaus bin ich Arzt! Für einen richtigen Arzt kann es immer wieder Situationen geben, bei denen sein Privatleben hinter der Berufspflicht zurückstehen muß. Du bist doch eine Arzttochter, du müßtest das doch verstehen."

„Vater hat ein Privatleben!" sagte sie trotzig.

„Stimmt. Heute hat er es. Aber nur, weil er Professor ist, weil er ganz oben steht, weil er genügend Ärzte zur Verfügung hat, die er einsetzen kann, wenn es irgendwo brennt und er selbst nicht gestört werden will!"

Sie zog sein Taschentuch, wischte sich die Tränen ab, putzte sich kräftig die Nase. „Langsam beginne ich zu verstehen", sagte sie, „diese Operation heute nacht, das war so ein Fall, nicht wahr?"

„Ja", sagte er, „du weißt, wir alle waren nicht mehr ganz nüchtern, aber einer von uns mußte die Verantwortung übernehmen. Jedenfalls schien es mir gestern nacht so. Wenn ich noch einmal entscheiden könnte, würde ich anders reagieren, das kannst du mir glauben."

„Und", fragte sie, „was ist passiert?"

Er erklärte ihr alles, bezichtigte sich selbst.

Sie fiel ihm ins Wort. „Und wenn du tausendmal ein Mörder wärest, Klaus, ich würde zu dir halten!"

Ihr vorbehaltloses Bekenntnis erschütterte ihn. „Vera! Liebling!" stammelte er.

Sie warf den schönen Kopf mit dem blauschwarz schimmernden Haar in den Nacken. „Außerdem", sagte sie nüchtern, „wenn einem Arzt ein Versehen passiert, ist das noch lange kein Mord! Wirklich, Klaus, du hast dich da in ein Schuldbewußtsein hineingesteigert, das einfach übertrieben ist!"

„Aber diese Frau ist jung, Vera, sie ist Mutter! Wenn sie wirklich stirbt ... niemand kann mir diese Schuld abnehmen!"

Sie verstand ihn nicht. „Klaus, bitte", sagte sie, „jetzt denk doch mal vernünftig! Solche Sachen kommen vor, es braucht doch niemand davon zu erfahren!"

Er straffte die Schultern. „Tut mir leid, wenn ich dir auch diese Hoffnung nehmen muß. Jeder in der Klinik weiß schon davon."

„Verdammtes Pech! Da hat jemand die Klappe nicht halten können

... bestimmt Günther Gorski! Er war doch bei der Operation dabei, nicht wahr? Ich bin sicher, daß er dahintersteckt!"

„Das ist doch jetzt vollkommen gleichgültig", sagte er müde, „es hat gar keinen Zweck, wenn wir uns darüber den Kopf zerbrechen. Jedenfalls ... ich habe die Konsequenzen gezogen!"

Sie runzelte die Stirn.

„Was soll das heißen?" — „Ich verlasse die Klinik."

Sie brauchte einige Sekunden, um mit dieser Eröffnung fertig zu werden. Dann brach es aus ihr heraus: „Ach, so ist das also! Vati hat dich rausgeschmissen."

„Nein, Vera, ich ..."

„Also ... das gibt es ja gar nicht! Ich werde heute noch mit Vati sprechen! Was fällt ihm denn ein? Schließlich bist du nicht nur Oberarzt und sein bester Mitarbeiter, das hat er oft genug betont, sondern auch sein zukünftiger Schwiegersohn! Du gehörst zur Familie, da kann er doch nicht einfach ..."

Er unterbrach sie. „Es ist mein freier Entschluß", behauptete er, „dein Vater hat damit gar nichts zu tun! Ich kann nicht an seiner Klinik bleiben, nachdem das passiert ist, auch wenn ich der einzige Mensch wäre, der um den Fall wüßte, ich könnte es nicht! Ich habe versagt, soviel steht fest ... ich kann nicht länger als Chirurg arbeiten!"

Sein Ton überzeugte sie stärker als seine Worte davon, wie ernst es ihm mit seinem Entschluß war. „Aber was willst du anfangen?"

„Ich werde nach Dinkelscheidt zurückkehren und die Praxis meines Vaters übernehmen. Du weißt, daß mein alter Herr nicht gesund ist ... er wird sich freuen, wenn ich ihn entlaste."

Vera reagierte ganz anders als er erwartet hatte. Ohne eine Sekunde zu überlegen, erklärte sie: „Gut, aber dann komme ich mit. Wir können hier oder in Dinkelscheidt heiraten, ganz wie du willst."

Er ergriff ihre schmale, eiskalte Hand. „Ich danke dir, Vera", sagte er, „ich werde dir das nie vergessen, glaube mir! Aber ... so geht es nicht!"

Sie riß ihre Hand zurück. „Du willst mich los sein?"

„Bestimmt nicht, Vera! Ich würde am liebsten gleich morgen unsere Hochzeit nachholen. Aber sieh mal, wir haben doch in Dinkelscheidt noch nicht einmal eine Wohnung ... nein, ich kann nicht zulassen, daß du dich kopfüber in ein Abenteuer stürzt, dem du nicht gewachsen bist! Wir werden heiraten, das verspreche ich dir, aber laß mir Zeit, erst die nötigen Vorbereitungen zu treffen ... einen Rahmen zu schaffen, in dem du dich wirklich wohl fühlen kannst!"

Noch am Nachmittag des gleichen Tages packte Dr. Klaus Berg seine Koffer, verlud sie ins Auto und fuhr nach Dinkelscheidt.

Hier gab es keine eleganten Geschäfte, keine Prachtstraßen, kein Nachtleben, hier schien alles in das Grau eines endlosen Alltags getaucht. Schon als Junge hatte Klaus Berg sich aus der Engstirnigkeit des Kleinstadtlebens hinausgesehnt, hatte es sich zum Ziel gesetzt, sich einen Platz in der großen Welt zu erobern. Jetzt kam er zurück als ein Geschlagener, und vielleicht war es gerade das, was ihm die gradlinigen Straßen der kleinen Stadt so eintönig und trostlos erscheinen ließ.

Zu allem Überfluß ging nun ein leichter Nieselregen nieder, der die Sicht behinderte, die Fahrbahn gefährlich glatt machte.

Die Praxis seines Vaters lag im zweiten Stock eines alten Hauses. Im Erdgeschoß war noch immer die Tierhandlung, an deren Schaufenster er als Junge nie hatte vorübergehen können, ohne stehenzubleiben. An diesem Abend schenkte er den Papageien und Kanarienvögeln, den Laubfröschen und Eidechsen keinen Blick. Er war froh, einen Parkplatz zu finden, schlug seinen Mantelkragen hoch, stieg aus, nahm einen kleinen Koffer aus dem Auto, schloß ab.

Er hatte Angst vor der unausbleiblichen Auseinandersetzung mit seinem Vater. Aber diese wenigstens blieb ihm erspart.

„Komm herein, Junge! Ich bin froh, daß du da bist", sagte der alte Mann nur, „ich wußte, daß es eines Tages so kommen würde. Sonst hätte ich meine Praxis längst aufgegeben. Die Wahrheit ist, ich bin schlecht, sehr schlecht beisammen."

Erst als Dr. Berg seinem Vater im hellen Licht der Wohnzimmerlampe gegenüberstand, sah er, wie elend er tatsächlich wirkte. Seine Haut, sogar das Weiß der Augen war gelblich verfärbt.

Aber er weigerte sich, einen Kollegen aufzusuchen. „Ich weiß selbst, was mir fehlt", sagte er, „es ist die Leber. Sie ist angeschwollen und verhärtet, ich tippe auf eine Zirrhose."

„Und damit läufst du einfach so herum? Du gehörst in klinische Behandlung, Vater!"

„Stimmt. Aber wie hätte ich das bisher machen können? Einen Stellvertreter nehmen? Viel zu teuer! Und die Praxis aufgeben? Das wollte ich eben nicht, weil ..."

„Aber jetzt kannst du fort, Vater, jetzt bin ich da! Ich werde noch heute abend ein Bett für dich organisieren!"

„Das kann ich selbst", sagte der alte Doktor, „aber ich glaube, es wäre besser, ich bliebe noch ein paar Wochen hier, um dich bei den Patienten einzuführen."

Dr. Berg legte den Arm um die Schultern seines Vaters, den Alter und Krankheit hatten zusammenschrumpfen lassen. „Kommt nicht in Frage: Du gehst ins Krankenhaus, so bald wie möglich."

„Ich sehe schon, du hast es eilig, mich loszuwerden ... hätte ich mir denken können. Na ja, vielleicht hast du recht!"

In dieser Nacht saßen die beiden Männer noch lange zusammen, tranken Schnaps — obwohl Klaus wußte, daß es Gift für den Vater war, sprachen von alten Zeiten, sahen zusammen die Krankenkartei durch. Am nächsten Morgen fuhr der alte Berg mit einem Taxi nach Essen ins Krankenhaus.

„Mach's gut, Junge, ich verlaß mich auf dich", sagte er zum Abschied.

Mehr nicht. Beide waren sehr darauf bedacht, keine Sentimentalität aufkommen zu lassen. Dann war Dr. Klaus Berg in seinem neuen Reich allein.

Die Praxis war gut und solide eingerichtet, das Wartezimmer wirkte ein wenig schäbig. — Na ja, dachte Klaus, wahrscheinlich nehmen es die Patienten hier nicht so genau.

Aber in der kleinen Wohnung, das hatte er schon am Abend zuvor bemerkt, und jetzt, bei Tageslicht, trat es doppelt deutlich hervor, sah es nicht unordentlich, sondern geradezu verwahrlost aus. Anscheinend hatte der kranke alte Vater nicht mehr die Kraft aufgebracht, hier Ordnung zu halten.

Am liebsten hätte er die ganze Wohnung neu eingerichtet. Aber er brachte es nicht über sich, seinem Vater das vertraute Heim, in dem er sich viele Jahre wohl gefühlt hatte, zu nehmen.

So beschränkte er sich darauf, die abgetretenen Teppiche auf den Dachboden zu schaffen, neue Gardinen aufhängen zu lassen und Frau Hommes, die Zugehfrau seines Vaters, die sich bisher nur um die Ordination und um das Wartezimmer gekümmert hatte, darum zu bitten, die Wohnung gründlich zu putzen.

Die ersten Tage in der Praxis wurden für den jungen Dr. Berg zu einer Enttäuschung. Es kamen nur wenige Patienten zu ihm, und die waren erstaunt, von ihm empfangen zu werden und nicht von dem alten, vertrauten Doktor. Es waren vorwiegend ältere Frauen, die seit vielen Jahren vom alten Dr. Berg behandelt worden waren und sich jetzt nur schlecht an ein neues Gesicht gewöhnen konnten.

Aber das spärlich besetzte Wartezimmer hatte auch sein Gutes. Klaus Berg hatte Zeit genug, sich mit jeder Patientin ausgiebig und ganz persönlich zu befassen. Er hatte keinen Operationsplan mehr zu erfüllen, keine Visite zu machen, kein Chef wartete auf seine Berichte.

Er war ein guter und gewissenhafter Arzt, und das spürten seine Patientinnen. Von Woche zu Woche hatte er mehr Zulauf. Viele, die aus Neugier gekommen waren, blieben ihm treu, weil sie spürten, daß sie bei ihm in guten Händen waren.

Vera rief Abend für Abend an, und es war beglückend für ihn, ihre frische Stimme zu hören. Aber er scheute immer noch davor zurück, sie zu sich zu holen. Er war sich nur zu sehr bewußt, daß er ihr die Lebensumstände, die sie gewohnt war, nicht bieten konnte.

Dr. Berg war etwa drei Wochen in Dinkelscheidt, als eines Nachts das Telefon klingelte. Er fuhr hoch, aus dem ersten Schlaf gerissen, knipste die Nachttischlampe an, warf einen Blick auf seinen Wecker. Es war Mitternacht vorbei.

Als er den Hörer abnahm, war er gewärtig, Vera zu hören — es hätte zu ihr gepaßt, ihn mitten in der Nacht, aus einer Laune heraus, wachzuklingeln.

„Guten Abend, Herr Doktor“, sagte eine rauhe, ein wenig atemlose Frauenstimme, „können Sie wohl sofort in die Duisburger Straße kommen? Es handelt sich um eine schwere Geburt, hier spricht die Hebamme Lenz!“

„Ja, natürlich“, sagte er, „welche Hausnummer?“

„Hundertsiebenundzwanzig, ganz am Ende der Straße. Klingeln Sie bitte bei Krüger im ersten Stock.“

„Ich bin in fünf Minuten dort“, versprach Dr. Berg.

Er legte auf, sprang aus dem Bett, begann sich mit fliegender Hast anzukleiden, nahm seine Bereitschaftstasche und lief in den Hof hinunter, in dem sein Auto stand.

Als er in der angegebenen Wohnung in der Duisburger Straße klingelte, warf er einen Blick auf die Armbanduhr und war mit sich zufrieden. Er hatte es in kürzester Zeit geschafft.

Fast im gleichen Augenblick wurde die Tür geöffnet. Er sah sich einer kräftigen jungen Frau gegenüber, die einen weißen Kittel trug. Ihr Gesicht unter dem straff zurückgebürsteten blonden Haar war nicht eigentlich hübsch, aber offen und sympathisch.

Sie streckte ihm unbefangen die Hand entgegen. „Gut, daß Sie da sind, Herr Doktor ... ich bin die Hebamme!"

Er schüttelte ihr die Hand. „Und ich bin Dr. Berg ... guten Abend, Fräulein Lenz!"

Sie erwiderte seinen Händedruck mit erstaunlicher Kraft, ließ ihn in die Wohnung eintreten, half ihm, den Mantel abzulegen.

„Hausentbindungen sind schon an sich nicht meine Spezialität", bekannte sie, „ich habe immer wieder einen furchtbaren Bammel davor! Wenn man so ganz auf sich allein gestellt ist, wird auch die kleinste Komplikation zu einem Problem ... und diesmal sieht's wirklich übel aus!"

Ihre offene Art gefiel ihm. „Na, vielleicht ist es doch nicht so arg", sagte er beruhigend, „um was handelt es sich denn?"

„Frau Krüger ist eine achtundzwanzigjährige Drittgebärende. Stammt vom Lande. Sehr dickköpfig und ein bißchen primitiv. Ich habe ihr von Anfang an zugeredet, sich in der Klinik anzumelden. Aber sie wollte nicht. Heute abend hat sie mich erst rufen lassen, als die Wehen schon voll eingesetzt hatten. Sie mußte erst ihre Familie fortschicken, hat sie mir erklärt."

„Na, das ist aber ja immer noch kein Beinbruch", sagte Dr. Berg, „sie scheint eine tapfere Frau zu sein."

„Ja, das ist sie. Aber bei meiner ersten Untersuchung mußte ich feststellen, daß das Kind quer lag. Durch Lagerung und äußere Wendung konnte ich noch eine Schräglage erreichen. Aber jetzt, wo die Wehen kräftiger werden, rutscht das Kind immer mehr in eine richtige Querlage. Die kindlichen Herztöne sind gut."

„Na, dann will ich mir die Patientin mal ansehen! Wo liegt sie denn?"

Die Hebamme öffnete die Tür zum Schlafzimmer. „Hier, bitte!"

Das Gesicht der Patientin war von Sorge und Schmerzen gezeichnet. Aus ängstlichen Augen sah sie dem Arzt entgegen — bemerkte seine breiten Schultern, das zerzauste Haar, den offenen Hemdkragen, den achtlos umgebundenen Schlips. Der kann bestimmt sehr grob werden, dachte sie.

Eine Wehe packte sie, sie schloß die Augen, preßte die Lippen fest zusammen, um ihr Stöhnen zu unterdrücken.

„Entspannen", sagte Dr. Berg und faßte ihren Puls, „Sie brauchen sich nicht so zusammenzunehmen, Frau Krüger! Stöhnen Sie ruhig, wenn Ihnen danach zumute ist, schreien Sie! Fräulein Lenz und ich, wir sind das gewöhnt, wir haben volles Verständnis!"

„Aber die Nachbarn", sagte Frau Krüger gepreßt.

„An die wollen wir jetzt mal gar nicht denken. Uns geht es bloß um Sie und um Ihr Kind!"

„Ich ... noch nie habe ich solche Wehen gehabt! Bei den anderen Kindern da war es nicht so, Herr Doktor!"

„Das glaube ich Ihnen ja! Nur ruhig jetzt. Gleich werden wir wissen, woran es liegt!"

Dr. Berg betastete den Leib der Patientin genauestens. Nein, dachte er erleichtert, das ist keine ausgesprochene Querlage! Ein bißchen schräg steht es, ja, aber da müßte doch noch eine Wendung möglich sein!

Die Hebamme reichte ihm einen sterilen Handschuh, er untersuchte vaginal, stellte fest, daß der vorangehende Teil des Kindes noch sehr weit oben stand.

Er streifte den Handschuh ab, setzte sich zu der Patientin an den Bettrand. „So", sagte er, „das hätten wir! Sie bekommen jetzt erst einmal eine Spritze, damit die Schmerzen nachlassen. Atmen Sie in den Wehenpausen immer schön tief durch, damit das Kind genügend Sauerstoff bekommt. Es hat leider eine sehr ungünstige Lage, deshalb wäre es doch das beste, wenn Sie sich doch noch entschließen könnten ..."

Dr. Berg kam nicht dazu, seinen Satz zu beenden. Die Patientin bäumte sich auf, schrie: „Nein! Nein! Nicht in die Klinik!"

Er versuchte, sie zu beruhigen. „Aber hören Sie mal! Warum regen Sie sich so auf? Von Klinik habe ich doch kein Wort gesagt! Aber erklären Sie mir, warum haben Sie solche Angst davor? Eine klinische Entbindung ist doch heutzutage ..."

„Nein!" Die Patientin schluchzte trocken auf. „Nein, nur das nicht!"

Dr. Berg streichelte ihre Hand. „Aber es ist möglich, daß wir einen Kaiserschnitt vornehmen müssen. Das kann ich doch nicht hier, in Ihrer Wohnung, etwa auf dem Küchentisch!"

Diesmal reagierte die Patientin nicht so heftig, und Dr. Berg glaubte schon, sie überzeugt zu haben. Aber dann sagte sie mit einer Stimme, die tonlos vor Entsetzen war: „Meine Schwester ... meine Schwester ist in der Klinik gestorben. Bei einem Kaiserschnitt."

Er entschloß sich, das Thema erst einmal fallen zu lassen. „Na", sagte er, „vorläufig ist es ja noch nicht soweit! Wir werden alles dransetzen, das verspreche ich Ihnen, daß Sie Ihr Kindchen zu Hause bekommen können!"

Er stand auf, gab der Hebamme einen Wink mit den Augen, trat in den Flur hinaus. Kirsten Lenz folgte ihm.

„Jetzt haben Sie es selbst erlebt!" sagte sie. „Glauben Sie mir, ich habe schon alles versucht. Mit Vernunft ist dieser Frau nicht beizukommen."

„Na, von einer richtigen Querlage kann ja noch nicht die Rede sein", erklärte er beruhigend. „Lagern Sie die Frau auf der rechten Seite, vielleicht stellt sich doch noch eine Längslage ein."

„Das wäre fast zu schön, um wahr zu sein", meinte Kirsten Lenz.

Dr. Berg strich sich nachdenklich über den Nasenrücken. „Ich werde mich erst mal umziehen ... wo kann ich das hier am besten? Dann komme ich, um Sie abzulösen."

Die Hebamme führte ihn ins Badezimmer, ging dann rasch wieder zu der Patientin.

Als Dr. Berg nach einer guten Viertelstunde — er hatte sich die Hände gründlich gewaschen, das Haar gebürstet, einen weißen Kittel übergezogen — zurückkam, hatte das Spasmolytikum seine Wirkung getan. Die Wehen hatten nachgelassen, Frau Krüger war ruhiger geworden.

„Es geht uns viel besser, Herr Doktor", meldete die Hebamme.

„Na, sehen Sie!" Er beugte sich über den Leib der Patientin, horchte mit dem hölzernen Stethoskop die kindlichen Herztöne ab. Er fand sie in Nabelhöhe, sie kamen kräftig und gut.

Aber die Lage des Kindes hatte sich nicht verbessert. Der Leib der Patientin war quer aufgetrieben. Auf der linken Seite war der Kopf des Kindes einwandfrei zu tasten, ein harter runder Gegenstand, der die Bauchdecke stark vorwölbte.

Noch einmal versuchte Dr. Berg die Patientin schonend auf die Notwendigkeit einer Sectio vorzubereiten, aber er gab es bald auf, weil er einsah, daß es sinnlos war. Die Patientin war eher bereit, das Leben ihres ungeborenen Kindes zu opfern, als sich einem chirurgischen Eingriff zu unterziehen. Zu tief und zu panisch war ihre Angst.

Gegen drei Uhr früh war es endlich soweit. Der Muttermund war vollständig eröffnet. Sie wußten beide, Arzt und Hebamme, was jetzt zu tun war. Es gab nur eine einzige Möglichkeit, das Leben des Kindes zu retten: es mußte im Mutterleib gewendet werden.

Kirsten Lenz deckte den Küchentisch ab und breitete ein frisches Laken darüber. Dr. Berg schob die Lampe so hoch, daß sie nicht mehr störte, aber noch ausreichend Licht spendete. Sie rückten den Küchentisch gemeinsam in die günstigste Lage. Dann holten sie die Patientin, legten sie drauf.

Wären sie in einer Klinik gewesen, hätte jetzt der Anästhesist in Aktion treten müssen. Das war in diesem Fall ausgeschlossen. Dr. Berg mußte der Patientin selbst die Narkose geben.

Er hatte sich vorher noch einmal die Hände unter heißem Wasser gebürstet. Kirsten Lenz zog ihm die sterilen Handschuhe über. Die Patientin schlief.

Jetzt mußte alles sehr rasch gehen. Die Fruchtblase sprang auf. Bergs linke Hand tastete sich zu dem Kopf des Kindes vor, drückte ihn aus dem kleinen Becken hinaus nach oben. Die rechte Hand unterstützte ihn dabei von außen, durch die Bauchdecke hindurch.

Dann wanderte die linke Hand am Körper des Kindes entlang, bis sie die Extremitäten erfaßte — waren es die Hände oder die Füße? An den Händen zu ziehen wäre lebensgefährlich gewesen. Dr. Berg stand der kalte Schweiß auf der Stirn.

Endlich war er sich seiner Sache sicher — ja, er hatte die Füße erwischt, er spürte deutlich die runden kleinen Fersen. Vorsichtig zog er, von der äußeren Hand unterstützt, beide Füße aus der Querlage in die Längslage, zog weiter, bis sie bis zu den Knien aus der Scheide ragten.

Die Wendung war vollendet. Aufatmend wartete er einen Augenblick. Die Hebamme kontrollierte die kindlichen Herztöne. Sie hatten sich bedenklich verlangsamt. Also weiter!

Dr. Berg zog das Kind so weit heraus, bis nur noch die Schultern im Mutterleib steckten. Mit einigen speziellen Handgriffen löste er die Arme, ließ die Beinchen auf seinen Armen reiten, löste so den Kopf aus dem Geburtskanal.

Das Neugeborene schrie sofort. Die Hebamme nabelte ab.

Die Patientin blutete stark. Noch einmal fuhr Dr. Berg mit dem Arm in die Scheide, löste mit äußerster Behutsamkeit die Plazenta von der Gebärmutter. Die Blutung stand.

Die Hebamme hatte inzwischen das Neugeborene gebadet, es mit einer aseptischen Nabelbinde versorgt. Jetzt schlief es, ein kleines Mädchen, friedlich in seinem Bettchen — vielleicht würde es niemals erfahren, welch ungeheure Gefahr es schon am Anfang seines Lebens durchzustehen gehabt hatte.

Dr. Berg blieb bei der Patientin, die langsam erwachte, während die Hebamme rasch das eine der Ehebetten im Schlafzimmer frisch bezog. Dann lagerten sie gemeinsam die Patientin um. Es ging ihr gut.

Kirsten Lenz begleitete Dr. Berg in den Flur hinaus.

„Sie waren großartig, Herr Doktor“, sagte sie begeistert, „das war das Tollste, was ich je erlebt habe: am liebsten möchte ich Ihnen zum Dank einen Kuß geben!“

Warum tun Sie es nicht? hätte er beinahe gesagt. Aber dann dachte er an Vera. Auf keinen Fall durfte er sich in eine schiefe Lage manövrieren, auch wenn Kirsten Lenz, dessen war er sicher, nicht die geringsten Nebenabsichten hatte.

„Es war sicher nicht das letztemal, daß wir zusammen gearbeitet haben“, sagte er deshalb nur, „passen Sie gut auf Mutter und Kind auf. Benachrichtigen Sie mich sofort, wenn doch noch irgend etwas schiefgehen sollte!“

„Wird gemacht, Herr Doktor“, sagte Kirsten Lenz lächelnd, „also dann ... bis zum nächstenmal!“

4

Auf dem Gang der Klinik rannte Vera Hartwig fast Dr. Günther Gorski in die Arme.

„Hallo, Vera!" rief er.

Sie prallte zurück. „Was suchst du denn hier?"

„Mit deiner Erlaubnis möchte ich mit deinem Vater sprechen!"

„Von mir aus jederzeit."

Sie wollte an ihm vorbei, aber er vertrat ihr den Weg. „Schlechte Laune, Prinzessin?"

„Und ob", gestand sie, „ich könnte platzen vor Wut! Kannst du mir erklären, warum Vater sich weigert, Klaus zurückzuholen? Obwohl diese Frau Rainer quietschvergnügt und munter ist?"

„Soviel ich verstanden habe", sagte Günther, „ist der Herr Oberarzt ja von sich aus gegangen."

„Ach was! Das ist nur so ein Gerede!"

„Das glaube ich nicht, Vera. Klaus war immer schon ein Arzt von ungeheuer ehrenhaften Grundsätzen, ein bißchen überspitzten Grundsätzen, wenn du mich fragst. Er gehört zu den Menschen, die einfach keine Niederlage ertragen können."

Sie runzelte leicht die Stirn. „Wie kommst du darauf?"

„Na, schließlich kenne ich ihn lange genug", erwiderte er achselzukkend, „und du auch, Vera. Sei mal ehrlich! Ein Mann, der seine Braut, der ein Mädchen wie dich am Hochzeitstag sitzenläßt, mit dem muß doch was nicht in Ordnung sein!"

Das Blut schoß ihr ins Gesicht. „Darüber möchte ich mit dir nicht debattieren."

„Vielleicht wäre es doch ganz gut, wenn wir beide uns mal in aller Ruhe über den Fall unterhalten würden. Nicht hier und nicht jetzt natürlich. Vielleicht heute abend?"

Sie zögerte. „Nein“, sagte sie dann, „heute abend habe ich keine Zeit.“

Er verzog das Gesicht zu einem schiefen Grinsen. „Willst du deinen Süßen etwa besuchen? In diesem . . ., wie heißt das Kaff?“

„Dinkelscheidt“, sagte sie trotzig. „Und wenn du nichts dagegen hast . . . ja, ich werde ihn besuchen.“

„Dann viel Spaß, Kleines!“

„Danke. Ich werde Klaus herzliche Grüße von dir bestellen, das wird doch in deinem Sinne sein?“

Für Klaus Berg kam Veras Besuch völlig überraschend, aber er war deshalb nicht weniger erfreut. Sie rief ihn erst vom Bahnhof Dinkelscheidt aus an, und als er begriff, wie nahe sie ihm schon war, brach seine ganze Sehnsucht nach ihr, die er in den Wochen der Trennung gewaltsam unterdrückt hatte, plötzlich auf.

Er war gerade von seinem letzten Hausbesuch an diesem späten Nachmittag zurückgekehrt, setzte sich sofort wieder in seinen Wagen und fuhr zum Bahnhof, um sie abzuholen.

Sie wartete auf der breiten Treppe des grauen Gebäudes auf ihn, und als er sie von weitem sah, wurde ihm klar, daß er fast vergessen hatte, wie schön sie war. Sie sah bezaubernd aus, schlank und rank in ihrem brombeerfarbenen, kniefreien Courège-Kostüm, den wadenhohen Stiefelchen. Um das blauschwarze Haar hatte sie ein weißes Tuch geschlungen, und die Seide ihres Stockschirms harmonierte genau mit dem Farbton des Kostüms.

Als er auf sie zukam, vergaß sie ihre damenhafte Haltung von einer Sekunde zur anderen. Sie flog die Stufen hinunter und auf ihn zu, warf sich in seine Arme, ihre Lippen fanden sich in einem langen, leidenschaftlichen Kuß, der all ihre Sehnsucht und ihre Liebe ausdrückte.

Auf der Fahrt in die Stadt plauderte sie ununterbrochen von tausend Nichtigkeiten. Ihre muntere Stimme war für ihn wie Musik.

Einmal, als sie einen flüchtigen Blick zum Fenster hinaus warf, fragte er: „Na, wie gefällt es dir hier?“

„Och, es geht“, sagte sie obenhin.

„Ich hoffe, du findest es nicht zu scheußlich.“

„Ach wo. Auch in Düsseldorf gibt es triste Gegenden.“

Er legte seine Hand auf ihr Knie. „Ich bin froh, daß du es so auffaßt."

Sie lachte. „Was hattest du denn gedacht? Außerdem ist es ja auch ganz egal. Du wirst sowieso nicht alt hier."

Unwillkürlich zog er seine Hand zurück. „Wie meinst du das?"

Sie merkte, daß sie nicht sehr diplomatisch vorgegangen war und sagte rasch: „Mein Magen knurrt! Ich hoffe, du hast was zu essen im Haus."

„Wir können auch in ein Lokal gehen", schlug er vor.

Sie lehnte ab. „Nein, ich will doch unbedingt sehen, wie du haust."

Aber dann zeigte sie nicht das geringste Interesse an seiner kleinen Wohnung, und als er ihr erklären wollte, wie er alles anders einzurichten gedachte, falls sie wirklich fürs erste hier wohnen bleiben sollten, winkte sie ab.

„Du brauchst dich nicht zu entschuldigen", sagte sie, „die Wohnung ist doch ganz unwichtig." Sie nahm ihr Kopftuch ab, warf es über die Stuhllehne. „Hast du eine Schürze für mich? Damit ich mich hausfraulich betätigen kann?"

Er lachte. „Sag lieber, daß du möglichst rasch etwas zu essen haben möchtest. Aber heute bist du mein Gast. Mach's dir bequem, ich mache uns ein paar Brote . . ."

„Kann ich dir dabei wenigstens Gesellschaft leisten?"

„Dazu ist die Küche zu klein. Nimm dir was zu lesen. Ich werde mich beeilen."

Erst nachdem er sie allein gelassen hatte, sah Vera sich wirklich um, und das, was sie sah, paßte ihr überhaupt nicht. Sie runzelte die Stirn und stieß einen tiefen Seufzer aus.

Als das Telefon klingelte, zuckte sie zusammen, aber nach ein paar Sekunden hatte sie sich gefaßt, nahm den Hörer ab.

„Hier bei Dr. Klaus Berg", sagte sie.

„Bitte, ich möchte den Herrn Doktor sprechen!" sagte eine kräftige, ein wenig rauhe Mädchenstimme.

„Wer sind Sie denn?" fragte Vera scharf.

„Kirsten Lenz, die Hebamme."

„Ach so!" Vera kam sich ein wenig dumm vor. „Tut mir leid, der Herr Doktor ist nicht zu Hause."

„Wo kann ich ihn erreichen?"

„Keine Ahnung. Ich weiß auch nicht, wann er zurückkommt."

Rasch legte Vera auf, denn sie hörte, daß Klaus die Küchentür aufstieß.

Eine bange Sekunde lang fürchtete Vera, ihr Verlobter könnte das Telefongespräch mitangehört haben. Mehr aus Instinkt als aus einer Überlegung heraus begann sie zu singen, den erstbesten Schlager, der ihr einfiel.

Aber als sie Klaus Bergs Gesicht sah, begriff sie erleichtert, daß er nicht ahnte, was während seiner kurzen Abwesenheit vorgefallen war.

„Du singst?“ sagte er. „Und ich dachte schon . . .“

Sie lachte, ein wenig zu laut. „Was dachtest du?“

„Daß du Selbstgespräche führtest!“

„Nein“, sagte sie und begann rasch, den Tisch frei zu machen, „soweit ist es mit mir noch nicht gekommen! Obwohl ich manchmal das Gefühl habe, ich könnte wahnsinnig werden . . . vor Sehnsucht nach dir.“

„Glaub bloß nicht, daß mir die Trennung leicht fiele!“

Er stellte das Tablett ab, und sie half ihm, den Tisch zu decken. Er nahm einen Korkenzieher, machte sich daran, die Weinflasche zu öffnen.

Sie schnupperte. „Lachs, gekochter Schinken, Roquefort, Oliven . . . hör mal, du scheinst aber durchaus für überraschende Besuche gerüstet zu sein!“

„Zum Glück leben wir ja im Zeitalter der Konservenbüchsen!“ Er ließ die goldene Flüssigkeit in die Gläser rinnen. „Für nachher habe ich eine Flasche Sekt kaltgestellt.“

Sie ging um den Tisch herum. „Ehrlich, Klaus . . . kannst du mir schwören, daß du außer mir hier keine Besuche empfängst?“

Er stellte die Flasche auf den Tisch, legte die Stirn in Falten, als wenn er nachdenken müßte. „Hm“, sagte er, „warte mal . . .“

Veras tiefblaue Augen wurden fast schwarz vor Erregung. „Also doch!“ stieß sie hervor. „Ich habe es ja geahnt!“

„Liebling, ich habe doch nur einen Witz machen wollen! Ja, es war eine andere Frau hier in der Wohnung, Frau Hommes, die Zugehfrau meines Vaters. Sie ist über fünfzig und häßlich wie die Nacht.“

Ihr Gesicht glättete sich, aber sie war immer noch nicht ganz überzeugt. „Sonst niemand?“ — „Natürlich nicht!“

Sie ließ ihn los, ein wenig beschämt. „Entschuldige, Klaus, aber so natürlich kann ich das gar nicht finden. Du bist ein sehr attraktiver Mann . . .“

„Das findest doch nur du, Vera, weil du verliebt in mich bist!"

„Dann ist die Hälfte aller Schwestern in Vaters Klinik auch verliebt in dich. Willst du mir wirklich weismachen, du hättest nie bemerkt, wie du angehimmelt worden bist?"

Er legte den Arm um sie, zog sie an sich. „Das werden alle Ärzte, Liebling, das ist sozusagen Berufsrisiko. Wenn deine Mutter auch so eifersüchtig wäre wie du, hätte sie in ihrer ganzen Ehe keine ruhige Sekunde gehabt. Der schöne Professor Hartwig! Neben ihm waren wir anderen doch alle nur Statisten."

„Bist du deshalb von Düsseldorf fort?"

„Aber nein, Vera. Du weißt ganz genau, warum. Ich möchte nicht gern noch einmal alles durchkauen, erspar mir das, ja?"

Sie schlug die dichten dunklen Wimpern auf, sah ihm in die Augen, fast triumphierend. „Frau Rainer ist heute früh entlassen worden!"

„Ja, und?"

Sie konnte ihre Enttäuschung darüber, daß er so anders reagierte als sie erwartet hatte, nicht verbergen. „Sie ist gesund, Klaus", rief Vera, „verstehst du denn nicht? Damit ist der Fall geklärt! Du kannst wieder nach Düsseldorf zurück, du mußt darauf bestehen, daß mein Vater dich wieder einstellt!"

Er lächelte traurig. „Nein, Vera, so einfach ist das nicht, und du weißt das ganz genau. Solange kein Beweis dafür vorliegt, daß ich das Tuch nicht im Leib der Patientin vergessen habe . . ."

Sie stieß ihren Teller so heftig zurück, daß sie beinahe das Weinglas umgestoßen hätte. „Du redest genau wie Vater . . . aber von ihm kann ich das schließlich noch verstehen! Aber du, du müßtest doch um deine Karriere kämpfen, um unser Glück!"

„Ich kämpfe darum, als Arzt und als Mensch vor mir selbst bestehen zu können", sagte er sehr ernst.

„Ach was, du hast ganz einfach einen Komplex!"

Er zündete sich eine Zigarette an. „Nenn es einen Komplex, Vera, wenn das die einzige Erklärung ist, die dir einleuchtet. Aber das ändert nichts an den Tatsachen."

Sie beugte sich vor, legte beschwörend ihre Hand auf seinen Arm. „Klaus", sagte sie, „ich bin Vaters einzige Tochter. Ich bedeute ihm sehr viel . . . mindestens soviel wie die Klinik und das alles. Ich würde ihn rumkriegen, verlaß dich darauf, ich habe immer alles bei ihm erreicht, was ich wollte. Aber du mußt mich dabei unterstützen, du mußt wenigstens den Willen haben, nach Düsseldorf zurückzukehren."

Er nahm einen tiefen Zug aus seiner Zigarette. „Das kann ich nicht, Vera, solange ich nicht sicher bin, daß . . .“

„Auch nicht mir zuliebe?“

Er sah die Erwartung in ihrem schönen, lebensvollen Gesicht. Die Antwort fiel ihm schwer, er kam sich plötzlich wie ein Schuft vor. Das Telefon klingelte.

Sie überlegte blitzschnell, dann sagte sie: „Klaus, sei mir nicht böse, ich habe dich vorhin belogen . . . es hat schon früher jemand angerufen, als du draußen warst. Ich habe gesagt, du wärst fort.“

Als er sie beiseite schieben wollte, erhob sie die Stimme.

„Bitte, nicht, Klaus! Du willst mich doch nicht so blamieren . . . bestimmt ist es gar nicht so wichtig, und . . .“

Aber da war er schon an ihr vorbei, hatte den Hörer aufgenommen, meldete sich: „Ja . . .“, sagte er in die Muschel, „ja, ich verstehe, ja, Herr Reich, ich komme sofort . . . nein, warten Sie erst die Untersuchung ab! Ich bin in wenigen Minuten da!“

Er legte auf, und sie hing sich an seinen Arm. „Klaus“, sagte sie, „Klaus, du willst doch nicht gehen? Du kannst mich doch nicht einfach allein lassen, du weißt doch, daß ich nur deinetwegen . . .“

„Bitte, sei vernünftig, Vera! Es dauert ja nicht lange. Ich komme so schnell wie möglich zurück.“ Er küßte sie sanft, schob sie von sich, eilte in den Flur hinaus.

„Klaus“, rief sie, „wenn du jetzt gehst . . .“

Er erschien wieder an der Zimmertür, schon den Mantel über dem Arm, die Bereitschaftstasche in der Hand. „Bis nachher, Liebling . . . ich verspreche dir, dann kannst du mich nach Herzenslust beschimpfen!“

Er lächelte ihr zu, verschwand. Sie stand wie erstarrt, als sie die Wohnungstür hinter ihm ins Schloß fallen hörte.

Während Dr. Klaus Berg durch die nächtlichen Straßen der kleinen Stadt fuhr, versuchte er sich vorzustellen, was der Patientin, zu der er noch am Abend und so dringend gerufen worden war, fehlen mochte. Frau Reich war siebenunddreißig Jahre alt, seit zwölf Jahren verheiratet, anscheinend gut, ihr Mann arbeitete in dem größten Bauunternehmen Dinkelscheidts. Sie hatte drei Kinder, die sie alle bei seinem Vater entbunden hatte, das jüngste war vor einem halben Jahr auf die Welt gekommen.

Dr. Berg erinnerte sich, daß Frau Reich sehr gesund gewirkt hatte, ruhig und vernünftig aufgetreten war. Welche Krankheit konnte sie so plötzlich überfallen haben? Aus den Worten ihres Mannes am Telefon war nicht viel zu entnehmen gewesen. Nun, jedenfalls war nicht anzunehmen, daß sie ihn aus reiner Hysterie nach Feierabend kommen ließ, dazu war sie nicht der Typ.

Als er die Frau dann wenige Minuten später vor sich liegen sah, wußte er sofort, daß von Simulieren bei ihr nicht die Rede sein konnte. Ihr Gesicht war totenblaß, die Augen lagen tief in den Höhlen. Schweiß lief ihr von der Stirn. Beide Hände fest auf den Leib gepreßt, warf sie sich im Bett herum.

Ihr Mann, der Berg in das kleine Haus am Stadtrand eingelassen und ins Schlafzimmer geführt hatte, war mindestens so blaß wie sie. „Bitte, helfen Sie, Herr Doktor! Was kann das nur sein? Vor einer halben Stunde fing es an . . . meine Frau hat früher nie so etwas gehabt!"

Für kurze Zeit wurde Frau Reich etwas ruhiger, brachte sogar ein schwaches Lächeln fertig, als sie Dr. Berg erkannte. „Bitte, Gerhard", sagte sie, „kümmere dich um die Kinder . . ."

Dr. Berg tastete mit weichen, vorsichtigen Händen den Leib ab. Im Bereich des rechten Oberbauchs war eine deutliche Abwehrspannung zu spüren. Als er eine Stelle rechts unter dem Rippenbogen berührte, schrie die Patientin laut auf.

„Schon gut, schon gut", sagte Dr. Berg beruhigend, „Sie werden sich gleich besser fühlen!"

Er entnahm seiner Bereitschaftstasche eine Spritze, zog sie mit einem starken Mittel auf, band den Arm der Patientin am Ellbogen ab, sodaß die hellblaue Vene deutlich hervortrat, injizierte, während er ihr die Binde abnahm. Dann desinfizierte er die Einstichstelle.

Nach wenigen Minuten setzte die Wirkung der Spritze ein. Die verzerrten Züge der Patientin glätteten sich.

„Bitte, Herr Doktor", sagte sie, „was war das? So etwas Furchtbares . . . ich kann Ihnen nicht sagen . . ."

Dr. Berg zog sich einen Stuhl zum Bett der Patientin, nahm ihre Hand. „Ich weiß", sagte er, „eine Gallenkolik pflegt sehr schmerzhaft zu sein."

Sie öffnete weit die Augen. „Eine . . . aber ich habe niemals etwas mit der Galle zu tun gehabt!"

„Sagen wir lieber, Sie haben bisher nichts davon gemerkt. Sie haben Gallensteine, vielleicht schon sehr lange. Haben Sie heute abend vielleicht etwas Schweres gegessen?“

„Nein . . .“

„Eine besondere Aufregung gehabt?“

„Ja, ich . . . ich habe mich mit meinem Mann gestritten. Eigentlich wegen nichts. So was kommt ja in jeder Ehe mal vor. Deshalb dachte er anfangs, ich würde mich nur anstellen, um . . .“

„Sie haben sich nicht angestellt, Frau Reich, im Gegenteil, Sie waren sehr tapfer. Ihre Aufregung hat sich auf die Gallenblase ausgewirkt“, erklärte Dr. Berg. „Sie hat sich stark zusammengezogen, und dadurch ist ein kleiner Stein in den Galleneingang gedrückt worden. Der Gang war verstopft, die Gallenflüssigkeit konnte nicht mehr in den Dünndarm abfließen, wurde aber natürlich immer weiter von der Leber nachproduziert . . .“

„Und was haben Sie gemacht, daß das so plötzlich aufhörte?“

„Ich habe Ihnen ein krampflösendes Mittel gespritzt. Dadurch sind Gallenblase und Gallengang erschlafft, das Steinchen ist wieder in die Gallenblase zurückgefallen.“ Dr. Berg stand auf. „Morgen früh kommen Sie am besten zu mir in die Praxis, damit wir eine Blutuntersuchung machen. Dann werde ich Ihnen auch eine bestimmte Diät aufschreiben. Sie dürfen Ihre Galle nicht mehr ärgern, sonst ärgert sie Sie wieder.“

Frau Reich richtete sich halb auf. „Sie meinen, daß sich die Gallensteine durch eine Diät entfernen lassen?“

„Das nicht gerade. Aber wenn Sie vernünftig leben . . . kein schweres Essen, keine Aufregungen . . . werden sie sich vielleicht nie wieder melden.“

„Und wenn doch?“ Frau Reich lächelte verlegen. „Wollen Sie das alles, bitte, noch meinem Mann erklären?“

Dr. Berg verstand den Wunsch der Patientin, und normalerweise hätte er ihn auch erfüllt. Aber jetzt, da die Gefahr vorüber war, hatte er es sehr eilig, zu Vera zurückzukehren.

„Nein, nein“, sagte er, „tun Sie das nur selbst . . . und wenn das nicht genügt, bringen Sie ihn einfach morgen in die Praxis mit!“

Er verabschiedete sich hastig, nickte Herrn Reich, der, immer noch sehr bleich, in der Diele auf ihn wartete, flüchtig zu. „Alles in Ordnung!“

Er stürzte aus dem Haus, fuhr im Eiltempo in seine Wohnung zurück. Als er die Tür aufschloß, war alles dunkel. Im ersten Augenblick konnte er es nicht fassen. Er knipste das Licht an, lief durch die wenigen Räume, rief: „Vera, Vera!"

Noch gelang es ihm, sich einzureden, daß sie sich nur einen Spaß mit ihm machte, sich versteckt hatte. Erst als er den Zettel auf dem Wohnzimmertisch fand, begriff er die Wahrheit.

Konnte nicht länger warten, Vera, stand da in ihrer steilen, kindlichen Schrift.

Er zerknüllte den Zettel in der geballten Faust. Die Enttäuschung war wie ein Schlag für ihn. Vera hatte ihn verlassen.

Als der Zug in den Hauptbahnhof Düsseldorf einfuhr, hatte Vera ihr seelisches Gleichgewicht wiedergefunden. Sie tupfte sich die Tränen ab, putzte sich kräftig die Nase, warf einen prüfenden Blick in ihren Taschenspiegel, fast darauf gefaßt, das Bild einer verhärmten, leidgeprüften Frau zu sehen — aber ihr Gesicht war schön, jung und lebendig wie eh und je. Die Tränen hatten ihre Augen nicht gerötet, sondern reingewaschen, ihren faszinierenden Glanz noch erhöht.

Als sie dann auf dem Bahnsteig stand, sich durch die Sperre hinausschob, begriff sie, daß sie so nicht schlafen gehen konnte. Sie hatte nicht die geringste Lust, nach Hause zurückzukehren, die fragenden Blicke ihrer Eltern auszuhalten.

Kurz entschlossen trat sie in eine Telefonzelle, wählte die Nummer der Privatklinik ihres Vaters, verlangte Dr. Gorski zu sprechen.

Sekunden später hörte sie eine helle, leicht nasale Stimme.

„Ich bin's, Günther", sagte sie schmelzend, „Vera!"

„Nanu", sagte er, „was verschafft mir die ungewohnte Ehre?" Aber seine Freude überwog den versuchten Spott.

„Sei nicht albern, Günther!" Sie holte tief Atem. „Hör mal, hättest du Lust, heute abend noch ein bißchen mit mir bummeln zu gehen? Oder . . . liegst du etwa schon im Bett?"

„Ein Wink deines kleinen Fingers genügt, mich wieder auf die Beine zu bringen, Prinzessin, das weißt du doch!"

„Wie lange wirst du brauchen?"

„Wo bist du?"

„Am Hauptbahnhof!"

Er pfiff vielsagend durch die Zähne. „Warte in der Halle auf mich. Ich bin in einer halben Stunde dort."

Sie lachte, hängte ein.

Zwanzig Minuten vor Mitternacht rief Klaus Berg in der Villa Professor Hartwigs an. Er hatte den Fahrplan studiert und ausgerechnet, daß seine Verlobte um diese Zeit schon zu Hause sein müßte. Aber seine Rechnung ging nicht auf.

„Tut mir leid", sagte Professor Hartwig, der selbst an den Apparat gekommen war, „Vera ist nicht da."

Klaus Berg war so überrascht, daß er im ersten Augenblick nichts zu sagen wußte.

„Ja, sie ist ... wo steckt sie denn, Claudia? Auf der Geburtstagsfeier einer Freundin, sagt meine Frau."

Klaus hatte sich schon wieder gefaßt. „Schade", sagte er nur.

„Na, ja, du weißt, wie die jungen Dinger sind! Soll ich ihr etwas ausrichten?"

„Nur, daß ich angerufen habe . . . nein, besser nicht. Ich möchte nicht, daß sie das Gefühl hat, ich spioniere ihr nach. Ich werde gelegentlich wieder anrufen."

„Wie geht's dir sonst, Klaus? Zufrieden mit der Praxis?"

„Es macht sich. Ich sammle Erfahrungen."

„Das ist in jedem Fall gut."

„Ja, es ist sehr interessant. Nur unsere Lagebesprechungen, die fehlen mir."

Professor Hartwig lachte geschmeichelt. „Ja, das kann ich mir denken. Es ist nicht so ganz einfach, von heute auf morgen nur auf sich allein gestellt zu sein. Also, mach's gut, Junge . . . und wenn mal was Besonderes sein sollte, du weißt, ich bin jederzeit für dich zu sprechen."

„Danke, Papa!"

Claudia Hartwig hatte während dieses Gesprächs den Fernseher leiser geschaltet. Jetzt, da ihr Mann zurückkam und sich in den Sessel neben sie fallen ließ, sagte sie: „Hättest du ihm nicht von Frau Rainer erzählen sollen? Klaus muß sich doch immer noch furchtbare Sorgen machen . . ."

Professor Hartwig nahm seine erloschene Zigarre aus dem Aschenbecher, zündete sie umständlich wieder an. „Dazu hat er auch allen Grund."

„Die Patientin ist also . . . noch nicht außer Gefahr?"

„Nein."

Claudia seufzte. „Eine furchtbare Geschichte. Wenn ich nur wüßte, wie es weitergehen soll."

„Nun, vom medizinischen Standpunkt aus gesehen . . .“

Sie fiel ihrem Mann ins Wort. „Nein, das meine ich nicht. Wenn ich mir Sorgen mache, dann denke ich nur an Vera. Glaubst du, daß sie in diesem Dinkelscheidt je glücklich werden kann?“

Professor Hartwig paffte eine dicke Rauchwolke gegen die Zimmerdecke.

„Na, vorläufig ist sie noch nicht da.“

„Aber eines Tages, wenn Klaus sich erst eingelebt, eine Wohnung beschafft hat, wird er sie doch vor die Entscheidung stellen! Wirklich, es hat doch keinen Sinn, wenn wir dieses Problem einfach vor uns herschieben.“

„Was bleibt uns anderes übrig? Wir haben Pläne für Vera gemacht, seit sie auf der Welt ist . . . erst war die Schule so wichtig, das Abitur . . . na, das hat sie ja mit einigem guten Zureden geschafft. Mit dem Medizinstudium war es nichts, mit der Heirat auch nicht, Claudia, findest du nicht auch, daß Vera langsam alt genug ist, selbst zu wissen, was sie will?“

Claudia nahm das Likörglas vom Tisch, drehte es langsam in den schönen schlanken Fingern. „Sie möchte hier bei uns, hier in Düsseldorf mit Klaus glücklich sein“, sagte sie leise.

Professor Hartwig sah sie an, runzelte die Stirn.

„Und du bildest dir ein, ich könnte das trotz allem arrangieren?“

„Ja.“

Professor Hartwig drückte seine Zigarre im Aschenbecher aus. „Du irrst dich, Claudia. Als Chefarzt bin ich in erster Linie für meine Klinik und meine Patienten verantwortlich.“

„Nicht für das Glück deiner einzigen Tochter?“

„Das Glück, Claudia, kann jeder nur für sich selbst erkämpfen. Wir haben auch harte Jahre durchgemacht, erinnerst du dich? Aber wir haben zusammengehalten und es durchgestanden.“

„Vera ist nicht wie wir. Wir haben sie verwöhnt.“

„Aber das kann nicht ihr ganzes Leben lang so weitergehen. Stell dir nur vor, was passiert, wenn bei der Patientin Komplikationen auftreten . . . wenn die Ursache gefunden wird, Klaus sich verantworten muß! Dann kann ihm blühen, daß er in hohem Bogen aus der Ärztekammer fliegt, seinen Beruf nicht mehr ausüben darf . . . würde Vera das durchstehen?“

Claudia stand auf. „Wenn das so ist . . . ich mag Klaus sehr gern, und er tut mir von Herzen leid ... aber dann darf sie ihn überhaupt nicht heiraten. Ich kann nicht zulassen, daß unsere Tochter in eine solche Sache hineingezogen wird."

„Vollkommen richtig. Ich wundere mich eigentlich, daß du erst jetzt zu dieser Ansicht kommst."

„Aber ich wußte doch nicht ... warum hast du mir das nicht schon früher erklärt?"

Auch Professor Hartwig hatte sich erhoben, er legte den Arm um seine Frau. „Ich hatte Angst, daß du Vera entsprechend zureden würdest. Das wäre nämlich das Verkehrteste, was wir tun könnten. Du kennst sie. Sie ist trotz aller Oberflächlichkeit hochanständig. Wenn sie erst ganz begreift, wie schwierig seine Lage ist, würde sie sich hundertprozentig auf seine Seite stellen."

„Vielleicht hast du recht ..."

„Bestimmt sogar. Lassen wir den Dingen ihren Lauf, Claudia. Je weniger wir Vera zu beeinflussen versuchen, desto gründlicher wird sie sich überlegen, ob sie wirklich die Frau eines verkrachten Provinzdoktors werden will!"

Bei der morgendlichen Visite in der privaten Frauenklinik Professor Hartwigs machte Dr. Gorski keine besonders gute Figur. Er hatte heiß und kalt geduscht, sich gründlich rasiert, Tabletten genommen, aber dadurch ließ sich der fehlende Schlaf nicht ersetzen. Seine Hände zitterten, sein dunkles Gesicht wirkte gelblich, tiefe Schatten lagen unter seinen Augen. Zu allem Überfluß war er unkonzentriert, gab zweimal falsche Antworten auf die Fragen des Professors.

Als der Stab sich auflöste, sagte der Chefarzt, nachdem er seine Anweisungen gegeben hatte, ohne Dr. Gorski anzusehen: „Sie kommen bitte noch mit in mein Arbeitszimmer, Herr Kollege!"

Dr. Gorski folgte schweigend dieser Aufforderung, fühlte die hämischen Blicke der anderen in seinem Rücken.

Professor Hartwig nahm hinter seinem Schreibtisch Platz. „Schließ die Tür", sagte er, „und setz dich!"

Dr. Gorski wußte, was ihm bevorstand, versuchte, dem drohenden Gewitter durch ein reuiges Geständnis die Kraft zu nehmen. „Entschuldige, bitte, Onkel Konrad, daß ich heute morgen nicht ganz auf dem Posten bin, aber ..."

„Du hast gebummelt!"
Dr. Gorski verzog seinen Mund zu einem schiefen Grinsen. „Zugegeben, ja, aber so was kann doch mal passieren . . ."
„Bei dir, Günther, nur zu oft!"
„Es tut mir wirklich leid, Onkel Konrad!"
Der alte Herr beugte sich vor. „Und damit, glaubst du, ist die Sache aus der Welt geschafft?"
„Wenn ich dir doch versichere . . ."
„Dr. Gorski! Du weißt, die Position des Oberarztes in dieser Klinik ist vakant, und ich hatte dich dafür vorgesehen."
Eine fahle Röte schoß in Dr. Gorskis übernächtiges Gesicht.
„Mich?"
„Ja, wen denn sonst? Ich liebe zwar keine Vetternwirtschaft, aber schließlich bist du, ganz abgesehen davon, daß du doch ein Verwandter von mir bist, auch der fähigste Anwärter für diesen Posten. Das heißt, du könntest es sein, wenn du endlich lernen wolltest, dich zu beherrschen."
„Nun ja, aber . . . ein paar Gläser Wein . . ."
„Du kannst trinken, soviel du willst. Aber nur, wenn du einen dienstfreien Tag vor dir hast."
„Von jetzt an werde ich . . ."
„Das ist noch nicht alles, Günther! Ich dulde nicht . . . merk dir das bitte ganz genau! . . . ich dulde nicht, daß du dich an Vera heranmachst!"
„Aber, Onkel Konrad . . ."
„Du warst gestern nacht mit ihr zusammen. Ich habe euch nach Hause kommen sehen."
Gorski sprang auf. „Ja, ich war mit Vera zusammen, warum sollte ich denn daraus ein Geheimnis machen. Wir haben einen netten und harmlosen Abend zusammen verlebt . . ."
„ . . . der bis heute früh um fünf Uhr gedauert hat!"
„Es war lustig, und wir haben vergessen, auf die Uhr zu schauen!"
Professor Hartwig strich sich mit der Hand über das Gesicht. „Schön, unterstellen wir also, daß alles ganz harmlos war . . ."
„Aber wirklich, Onkel Konrad, frag doch Vera!"
Der Professor ließ sich nicht unterbrechen, sprach weiter, als wenn er diese Zwischenbemerkung nicht gehört hätte: „ . . . trotzdem erwarte ich von dir, daß du diese Eskapaden unterläßt. Vera hat eine arge Enttäuschung hinter sich. Kein Wunder, daß sie dadurch einiger-

maßen aus dem Gleichgewicht geraten ist. Es wäre mehr als schäbig von dir, wenn du dir diesen Zustand jetzt zunutze machen würdest."

„Du verkennst mich vollkommen, Onkel Konrad."

„Nein, das glaube ich nicht. Mach mir nichts vor, Günther. Du warst schon immer hinter Vera her."

Dr. Gorski straffte die Schultern. „Ja", sagte er, „ja, du hast recht. Ich liebe Vera seit langem. Vielleicht ist es ganz gut, daß das Thema auf diese Weise endlich einmal zur Sprache gekommen ist. Ich möchte dich um Veras Hand bitten, Onkel Konrad."

Professor Hartwig öffnete den Mund, schloß ihn wieder, preßte die Lippen zusammen.

„Ich verspreche dir, daß ich sie glücklich machen werde!"

„Noch", sagte der Professor, „ist sie die Braut eines anderen, Günther. Du hast den Zeitpunkt für deine Werbung nicht gerade passend gewählt."

„Du wirst doch nicht im Ernst zulassen wollen, daß sie einen gescheiterten Arzt heiratet? Er hat versagt, Onkel Konrad, auf die sträflichste Weise . . ."

„Und dir, Günther, ist dieses Versagen gerade rechtgekommen! Es ist nicht ehrenhaft, wenn du jetzt für dich und deine Pläne daraus Kapital zu schlagen versuchst! Laß Vera in Ruhe, Günther, warte ab, bis die Sache zwischen ihr und Klaus Berg entschieden ist."

„Aber dann, Onkel Hartwig, kann ich dann auf dein Jawort hoffen?"

„Wenn Vera dich haben will . . ."

„Danke, Onkel Konrad, mehr wollte ich nicht wissen."

5

Klaus rief Vera am nächsten Tag nicht an. Er hatte das Gefühl, daß ein Telefongespräch nicht mehr genügen konnte, um die Mißverständnisse zwischen ihnen zu klären. Er nahm sich vor, seinen nächsten freien Tag zu einem Besuch in Düsseldorf zu benutzen. Aber dieser Entschluß tröstete ihn kaum. Er war sehr unruhig, und auch während der Arbeit irrten seine Gedanken immer wieder zu Vera ab.

Als er am späten Nachmittag von seinen Hausbesuchen zurückkam und die Tür zu seiner Wohnung aufschließen wollte, vertrat ihm eine junge Frau den Weg. Sie war einfach gekleidet. Ihr Gesicht, das ehemals hübsch gewesen sein mußte, wirkte verhärmt, ihre dunklen Augen hatten einen unnatürlichen, fast irren Glanz.

„Herr Doktor", sagte sie mit erstickter Stimme, „das bringe ich Ihnen!" Sie hielt ihm ein in eine Decke geschlagenes Bündel hin.

Mit einem flüchtigen Blick erkannte Dr. Berg ein blasses Kindergesicht mit verängstigten Augen.

„Kommen Sie herein", sagte er.

Er führte die Frau in das Sprechzimmer, zog sich den Mantel aus, seinen weißen Kittel an, wusch sich die Hände. „Na, was fehlt denn dem Kleinen?" fragte er, während er sich abtrocknete.

Die Frau schlug die Decke zurück. „Das fehlt ihm!" sagte sie mit unnatürlich hoher Stimme.

Nur mit Mühe konnte Dr. Berg seinen Schock verbergen. Erst jetzt sah er, daß das Kind ein ausgewachsener Junge von etwa sechs bis sieben Jahren war, ein Junge, dem beide Beine fehlten, dessen rechte Hand verkrüppelt war: ein Conterganking!

Er zwang sich zu einem Lächeln. „Und wie heißt du, junger Mann?"

Die Stimme des Kindes war klar und fest. „Peter!"

„Fein, Peter, was ist los mit dir? Bist du krank?"

„Haben Sie denn keine Augen?" schrie die Frau. „Sehen Sie denn nicht, was er hat?"

„Ich nehme doch an, daß sie den Jungen nicht wegen seines Geburtsfehlers zu mir gebracht haben . . . oder?"

„Glauben Sie, ich würde sie um diese Zeit aufsuchen, weil er einen Schnupfen hat? Grippe? Die Masern? Keuchhusten? Wegen irgendeiner dummen Kinderkrankheit?"

„Auch mit Kinderkrankheiten läßt sich nicht spaßen", sagte Doktor Berg ruhig. Er fühlte den Puls des Jungen, legte ihm die Hand auf die Stirn. „Aber mir scheint, Peter ist ganz gesund."

„Er wird nie gesund werden, Herr Doktor, nie, nie! Er wird nie mit anderen Kindern spielen. Wissen Sie, was mir der Rektor seiner Schule gesagt hat? — ‚Bringen Sie ihn nur, Frau Schmitz, die anderen Kinder werden schon recht lieb zu ihm sein!'" Sie verkrampfte ihre Hand in die schmale Schulter des Jungen, schüttelte ihn. „Sag dem Herrn Doktor, ob sie lieb zu dir sind! Sag's ihm!"

„Nein", brachte Peter mit zitternden Lippen hervor.

„Niemand will neben ihm sitzen. Sie lehnen ihn ab, alle. Für die Gesunden ist er nur ein elender Krüppel."

„Kinder können oft sehr grausam und sehr unvernünftig sein, Frau . . ."

„Schmitz, Eugenie Schmitz."

„ . . . Frau Schmitz. Aber Sie, als Mutter, Sie können Peter die Kraft und den Mut geben, mit seinem schweren Schicksal fertig zu werden!"

„Ich? Ich habe ja selbst keine Kraft mehr."

„Krankheit", sagte Dr. Berg, „ist kein Makel und keine Schande. Peter ist ein gleichwertiger und gleichberechtigter Mensch . . . vielleicht ein wertvollerer Mensch als manches gesunde Kind. Sie müssen ihm helfen, Vertrauen zu sich und zu seinem Schicksal zu gewinnen."

Die Frau lachte verzweifelt auf. „So ähnlich wie Sie reden sie alle! Worte, Worte, leeres Geschwätz. Niemand will wirklich helfen."

„Doch", sagte Dr. Berg, „ich würde alles tun, was in meiner Kraft liegt!"

„So? Würden Sie das?" Die Augen der Frau flackerten. „Dann geben Sie ihm eine Spritze! Sehen Sie mich nicht so an, Herr Doktor, Sie wissen genau, was ich meine . . . geben Sie ihm eine Spritze, die ihn erlöst!"

Dr. Berg warf einen erschrockenen Blick auf den kleinen Peter, las in seinen Augen, daß er durchaus verstand, um was es ging.

„Das kann ich nicht", sagte er. „Und Sie wissen das genau."

„Weil Sie ihr feines ärztliches Gewissen nicht belasten können! Wer ist denn schuld daran, daß solche arme Wesen zur Welt gekommen sind? Doch nur Sie . . . Sie und Ihre Kollegen! Sie haben uns das Gift verschrieben!"

Eugenie Schmitz schlug die Decke über ihrem Jungen zusammen, wollte mit ihm zur Tür. Dr. Berg vertrat ihr den Weg.

„Sie bleiben", sagte er mit fester Stimme, „ich lasse Sie so nicht fort!"

Auf den Wangen der Mutter brannten rote, hektische Flecken. „Mit welchem Recht?" schrie sie auf. Ihre Stimme überschlug sich.

„Mit dem Recht der Menschlichkeit!" Er nahm ihr den Jungen von den Armen, die graue Decke fiel zu Boden, lächelte ihm ermunternd zu, schwenkte ihn hoch durch die Luft. „Paß auf, Peter", sagte er, „für dich hab ich was!" Er setzte ihn mitten auf den abgeschabten Teppich, zog die Schublade seines Schreibtisches auf, holte ein paar kleine Spielautos heraus, die sein Vater gesammelt hatte, baute sie vor dem Jungen auf.

„Danke", sagte Peter und griff sofort mit seiner gesunden Hand zu. „Das da, das ist ein Mercedes, nicht?"

Dr. Berg bückte sich, strich ihm mit der Hand über das blonde Strubbelhaar. „Ja, Peter. Schau dir die Autos gut an, such dir eins aus, das darfst du nachher mit nach Hause nehmen. Ich muß jetzt mit deiner Mutter sprechen."

Er trat zu Frau Schmitz, führte sie energisch zu einem Sessel, deutete mit dem Kopf auf Peter. „Da sehen Sie, wie wenig er braucht, um glücklich zu sein . . . und das wollen Sie zerstören?"

Eugenie Schmitz kämpfte mit den Tränen. „Sie werden mich sicher für furchtbar egoistisch halten . . ."

„Ja, das tue ich", erklärte Dr. Berg hart, „es geht Ihnen nämlich gar nicht darum, Peter von seinem schweren Schicksal zu erlösen. Er ist ein prächtiger Junge und wird schon etwas aus seinem Leben machen. Aber Sie selbst sind nicht imstande, die Last länger zu tragen."

„Wenn Sie wüßten, was ich alles durchgemacht habe."

„Ich kann es mir lebhaft vorstellen. Und jetzt sind Sie fertig mit den Nerven. Ihre Reserven sind verbraucht. Sie brauchen ärztliche

Hilfe, Frau Schmitz, und deshalb bin ich froh, daß Sie zu mir gekommen sind.“

Sie schluchzte auf. „Verschreiben Sie mir jetzt bloß keine Stärkungsmittel“, sagte sie mühsam, „von dem Zeug habe ich schon so viel genommen, das nützt nichts.“ Ihre Hände zitterten, als sie nach einem Taschentuch suchte.

„Das beste wäre, ich könnte Sie wenigstens für ein paar Wochen in ein Erholungsheim schicken.“

„In ein Sanatorium, wie?“ Eugenie Schmitz gab einen hysterischen Laut von sich, der weder Lachen noch Weinen war. „Und was wird aus dem Jungen? Ich wage ja nicht mal mehr, meine Mutter in Duisburg zu besuchen . . . oder mal auszugehen . . . mit einem hilflosen Krüppel zu Hause!“

„Ich werde versuchen, für Peter einen Platz in einem Heim zu finden“, sagte Dr. Berg langsam.

Frau Schmitz zuckte zusammen. „Nein, nein, das will ich nicht!“

„Jetzt seien Sie mal ganz vernünftig!“ Klaus Berg legte beschwörend seine Hand auf ihren Arm. „Peter soll ja nur so lange fort, bis Sie sich erholt haben. Außerdem, im Heim wird er mit Kindern zusammenkommen, denen es noch schlechter geht als ihm. Dort wird ihn bestimmt niemand verspotten, er wird sich nicht mehr als Außenseiter fühlen, und gerade das ist es doch, was Ihnen so schwer zu schaffen macht.“

Eugenie Schmitz preßte ihr Taschentuch vor den Mund. „Ich weiß nicht . . .“ sagte sie undeutlich.

„Aber ich“, erklärte Berg sehr bestimmt. Er stand auf, ging zum Telefon, wählte die Nummer von Kirsten Lenz. Er war erleichtert, als sie sich meldete.

„Kirsten“, sagte er, „bitte, würden Sie mal zu mir in die Praxis kommen?“

„Ja, natürlich“, sagte sie, „was gibt's denn?“

„Das erkläre ich Ihnen, wenn Sie hier sind, ja? Bitte, beeilen Sie sich!“

Dr. Berg legte auf, bückte sich, nahm Peter hoch. Der Junge hielt ein knallrotes Auto mit schwarzem Schiebedach fest umklammert.

„Das hier“, sagte er, „das möchte ich!“

„Sollst du auch kriegen! Aber erst mußt du dich mal ganz brav vom Onkel Doktor untersuchen lassen.“

Er legte Peter auf den Untersuchungstisch, knöpfte ihm das Hemdchen auf. Frau Schmitz kam näher.

„Vielleicht", sagte sie, „wenn Peter erst . . . vielleicht wird dann auch mein Mann zu mir zurückkommen!"

„Gut möglich."

Dr. Berg nahm das Stethoskop, begann die Herztöne des Jungen abzuhören. Als Frau Schmitz noch etwas sagen wollte, machte er eine abwehrende Handbewegung — der Gedanke, daß dieser hilflose kleine Kerl seelisch noch tiefer verletzt werden könnte, war ihm unerträglich.

Er hatte die Untersuchung beendet, als es an der Wohnungstür klingelte.

„Das ist Fräulein Lenz", sagte er, „bitte ziehen Sie Peter wieder an, Frau Schmitz . . . ich lasse die junge Dame nur rasch herein!"

Der Anblick von Kirsten Lenz tat ihm wohl. Sie wirkte gesund, zuverlässig und unkompliziert, wie sie da vor ihm stand und ihn mit ihren kräftigen weißen Zähnen anlächelte — hübscher, als er sie in Erinnerung gehabt hatte, aber vielleicht lag das auch daran, daß er sie bisher immer nur im weißen Kittel gesehen hatte. Diesmal trug sie einen sportlich eleganten Kamelhaarmantel und hatte einen leuchtend blauen Schal um den Hals geschlungen.

Aber es blieb keine Zeit zu einer persönlichen Begrüßung. In hastigen Worten schilderte er ihr den Fall. „Ich weiß, daß das nicht zu Ihren beruflichen Aufgaben gehört, Kirsten", sagte er, „aber ich brauche jetzt jemanden, der sich um Mutter und Kind kümmert."

„Klar. Wird gemacht."

„Bringen Sie die beiden nach Hause, stecken Sie sie ins Bett, geben Sie Frau Schmitz eine Beruhigungsspritze und bleiben Sie bei ihr, bis sie eingeschlafen ist, aber lassen Sie ihr keine Tabletten da, auch wenn sie darum bittet. Ich fürchte, die Frau macht kein Theater, sie ist eine ernst zu nehmende Selbstmordkandidatin."

„Mir tut sie furchtbar leid", sagte Kirsten Lenz.

„Mir auch", bestätigte der Doktor, „wenn man sieben Jahre lang sein mißgestaltetes Kind vor Augen hat, es mit anderen, glücklicheren Kindern vergleichen muß, dann kann man schon durchdrehen. Ich werde alles versuchen, den Jungen — wenigstens vorläufig — in einem Heim unterzubringen."

„Das wird gar nicht so einfach sein", gab Kirsten zu bedenken.

„Ich weiß", sagte Berg, „aber ich muß es einfach schaffen. Solange Frau Schmitz und Peter zusammenbleiben, schweben beide in akuter Gefahr."

Er führte Kirsten in das Sprechzimmer, machte sie mit Frau Schmitz bekannt, bewunderte die ruhige Art, in der das junge Mädchen mit der seelisch kranken Frau umging, wie sie es verstand, das Vertrauen des kleinen Peter zu gewinnen.

Nachher, als er wieder allein war, setzte er sich sofort ans Telefon. Er versuchte sein Glück bei allen Heimen, die für die Aufnahme des körperbehinderten Jungen in Frage kamen und ließ sich durch keine Absage entmutigen. Gegen elf Uhr hatte er endlich von zwei Heimleitern halbe Versprechungen erreicht.

Professor Hartwig hatte Brigitte Rainer, als er sich entschließen mußte, sie zu entlassen, ans Herz gelegt, regelmäßig zur Nachuntersuchung zu erscheinen.

Als sie sich das erstemal sehen ließ, war er von ihrem Aussehen angenehm überrascht. Dr. Gorski war anwesend, aber er hielt sich weitgehend im Hintergrund, seine dunklen Augen blickten düster.

„Da bin ich also, Herr Professor", sagte Brigitte Rainer strahlend, „und damit Sie mich nicht erst fragen müssen . . . es geht mir glänzend. Eine Weile habe ich mich noch ein bißchen wacklig gefühlt, aber inzwischen hat sich das auch gegeben."

„Freut mich zu hören", sagte der Professor, „also keinerlei Beschwerden?"

„Nein, warum auch?" Frau Rainer lachte. „Sie glauben doch nicht etwa auch an das Märchen von dem verschwundenen Tuch?"

Professor Hartwig war auf der Hut. „Ich verstehe nicht ganz . . ."

„Aber, Herr Professor! Die ganze Klinik hat doch darüber geredet, daß Dr. Berg irgendeinen Fetzen in meinem Bauch vergessen haben soll! Aber ich habe jedem gesagt . . . ausgeschlossen! Vielleicht ist schon mal einem Chirurgen so was passiert, aber nicht Oberarzt Doktor Berg. Der ist doch so nett und zuverlässig."

„Ganz bestimmt, Frau Rainer", sagte Hartwig, „es ist recht, daß Sie sich nicht um das Geschwätz kümmern. In einer Klinik wird immer viel geredet, wenn der Tag lang ist. Wollen Sie sich jetzt, bitte, freimachen?"

Die Untersuchung gab keinen Anhaltspunkt für eine nachoperative Komplikation.

„Ich bin sehr zufrieden", sagte Professor Hartwig, „wirklich, sehr zufrieden, Frau Rainer."

Die Patientin war hinter dem Wandschirm verschwunden, um sich wieder anzuziehen. „Brauche ich also nicht noch einmal zu kommen?" fragte sie. „Das wäre mir schon sehr lieb, denn schließlich, ich habe drei Kinder, und Sie wissen, der Haushalt . . ."

„Das verstehe ich alles. Trotzdem . . . Die Schwester wird Ihnen einen neuen Termin geben."

Brigitte Rainer kam hinter dem Wandschirm vor. „Na ja, wenn es sein muß."

„Es muß, Frau Rainer . . . und so unangenehme alte Knaben sind wir doch hoffentlich nicht, daß man uns so weit wie möglich aus dem Weg gehen sollte!"

Die Patientin wurde ein wenig verlegen. „Bestimmt nicht, Herr Professor."

„Fein. Dann wünsche ich Ihnen alles Gute . . . nein, nach Hause dürfen Sie noch nicht, Dr. Gorski wird Sie noch zum Röntgen begleiten."

Auf dem Weg zum Röntgenraum fragte Dr. Gorski, wie zufällig: „Was hat denn eigentlich Ihr Mann zu dieser dummen Geschichte gesagt? Ich meine, zu dem Gerücht von dem verschwundenen Operationstuch?"

„Ach", sagte Brigitte Rainer, „dem habe ich gar nichts davon erzählt."

Dr. Gorski hob die Augenbrauen. „Nichts?"

„Nein. Wissen Sie, mein Mann ist ein herzensguter Mensch, aber er regt sich immer so leicht auf. Der wäre imstande, das größte Theater zu machen. Da habe ich lieber den Mund gehalten."

„Verständlich." Dr. Gorski zog die Luft durch die Zähne. „Aber immerhin, es gibt Dinge, die man nicht vor dem Ehemann geheimhalten sollte."

„Ja, wenn es was Ernsthaftes wäre!"

„Darauf kommt es nicht an. Stellen Sie sich nur vor, wenn Ihr Mann von dritter Seite etwas darüber erführe. Wie ständen Sie dann da?"

Brigitte Rainer wurde blaß. „Daran habe ich noch gar nicht gedacht."

„Sehen Sie, ich will Sie natürlich in keiner Weise beeinflussen. Aber immerhin, Sie sollten sich das noch mal in aller Ruhe durch den Kopf gehen lassen."

„Das werde ich tun, Herr Doktor . . . und ich danke Ihnen auch schön!“

Dr. Gorskis Gesicht blieb ganz unbewegt. Erst als er Frau Rainer beim Röntgenologen abgeliefert hatte und, die Hände in den Taschen seines weißen Kittels, den langen Gang zurückschritt, spielte ein triumphierendes Lächeln um seine Lippen.

Am Nachmittag des gleichen Tages sahen sich Professor Hartwig und Dr. Gorski gemeinsam die Röntgenaufnahmen an. Vier waren einwandfrei, zeigten nicht den geringsten krankhaften Befund, aber auf einer Aufnahme war ein undefinierbarer Schatten im Unterbauch sichtbar.

Da Dr. Gorski sicher war, daß der Professor ihn von sich aus nicht übersehen würde, enthielt er sich jeden Hinweises.

„Verdammt“, sagte der Professor und tippte mit dem Zeigefinger auf die verdächtige Stelle, „was hältst du davon?“

Dr. Gorski zuckte mit den Schultern. „Könnte ein Fehler in der Platte oder in der Aufnahme sein“, meinte er gleichgültig.

„Könnte, ja! Und wenn nicht?“

„Dann haben wir das verschwundene Tuch gefunden.“

„Du nimmst das sehr leicht, scheint mir.“

„Warum nicht? Es war ja nicht mein Fehler.“

Hartwigs Gesicht lief rot an, er stand kurz vor einem Ausbruch, beherrschte sich mühsam. „Für wann ist die Patientin bestellt?“

„Ihr nächster Termin ist in vierzehn Tagen.“

„Ich muß sie früher sehen“, sagte der Professor, „ich muß diese Stelle nochmal ganz genau unter die Lupe nehmen. Wenn sich der Schatten fixieren läßt, muß ich aufschneiden.“

„Wie du meinst“, sagte Dr. Gorski, „aber würde diese Eile nicht verdächtig wirken?“

„Verdächtig? Hier geht es um ein Menschenleben!“ Professor Hartwig nahm noch einmal die anderen Aufnahmen zur Hand. „Hier ist dieselbe Stelle im Bild . . . ganz klar, ohne jeden Schatten . . . und hier auch! Dieser verfluchte Klaus Berg!“

Professor Hartwig fuhr sich mit der Hand durch sein schlohweißes Haar. „Der hat uns da eine schöne Suppe eingebrockt! Aber weiß Gott, ich glaube, du hast recht, Junge . . . wir werden doch erst einmal abwarten.“

„Und hoffen", sagte Dr. Gorski mit undurchdringlichem Gesicht.

Dr. Klaus Berg hatte Kirstens Hinweis beherzigt und sich mit Dr. Hellwege in Verbindung gesetzt, der — mit dem Geld seiner reichen jungen Frau und einer gewaltigen Hypothek — eine kleine, aber ganz modern eingerichtete Frauenklinik am Stadtrand von Dinkelscheidt gebaut hatte.

Dr. Hellwege war bereit gewesen, ihm — von Fall zu Fall — einige Betten und die Benutzung des Operations- und Entbindungssaals zur Verfügung zu stellen, aber er verlangte verständlicherweise eine monatliche Garantiegebühr dafür, die ein gewaltiges Loch in Dr. Bergs vorerst nur geringen Etat riß. Trotzdem hatte er sich entschlossen, einen entsprechenden Vertrag abzuschließen, denn ohne eine Klinik im Hintergrund hätte für ihn kaum Aussicht bestanden, sich als Geburtshelfer durchzusetzen.

Er sollte bald sehr froh über diese Entscheidung sein.

Mitten in der Nacht wurde er zu einer Patientin, Frau Lola Krüger, gerufen, die, nach Aussage ihres Mannes, in den Wehen lag und der es, wie Dr. Berg den aufgeregten und nicht sehr verständlichen Erklärungen entnahm, gar nicht gutging.

Berg machte sich sofort auf den Weg, verwünschte, während er sich in der Dunkelheit der Winternacht in den Straßen eines neuen Wohnblocks zurechtfinden suchte, den Leichtsinn der werdenden Mutter, die es bisher nicht für nötig gehalten hatte, einen Arzt aufzusuchen und jetzt, im letzten Moment, so dringend seine Hilfe beanspruchte.

Es schien ihm eine Ewigkeit, bis er endlich Hausnummer und Wohnung gefunden hatte. Der werdende Vater öffnete ihm in Pantoffeln, die Hose über den Schlafanzug gezogen, mit verstörten Blicken, kaum der Sprache mächtig. Dr. Berg begriff, daß er von ihm keine Hilfe erwarten konnte.

Die Patientin war eine Frau von achtunddreißig bis vierzig Jahren. Sie warf sich unruhig im Bett hin und her und stöhnte.

„Guten Abend, Frau Krüger, ich bin Dr. Berg. Wann haben die Wehen begonnen?"

„Gestern abend."

„Und warum haben Sie mich da nicht gleich rufen lassen?"

„Nun ich dachte .. man sagt doch immer . . ."

Dr. Berg hatte die Decke zurückgeschlagen, sah, daß Hände und Füße der Patientin stark zitterten.

„Haben Sie sich während Ihrer Schwangerschaft untersuchen lassen? Nein? Auch nicht von einer Hebamme? Das wievielte Kind ist es denn?"

„Das erste", sagte die Frau schwach. „Ich wollte es ja gar nicht haben, ich weiß ja, ich bin zu alt, aber . . ."

„Nein, nein, Sie sind nicht zu alt. Solange eine Frau Kinder empfangen kann, kann sie auch Kinder zur Welt bringen."

„Aber . . . diese furchtbaren Kopfschmerzen! Ich habe zweimal heute abend erbrochen, was bedeutet denn das, Herr Doktor?"

„Daß Sie schleunigst in die Klinik sollten. Ich werde jetzt anrufen und alles vorbereiten lassen. Wo ist Ihr Mann?" Er verließ das Zimmer, sagte zu Herrn Krüger, der blaß wie ein Gespenst an der Wand lehnte: „Packen Sie das Notwendigste für Ihre Frau zusammen . . . Nachthemden, Morgenrock, Toilettensachen . . . ich werde mit ihr in die Klinik fahren."

Er ging zum Telefon, verständigte die Klinik, rief einen Krankenwagen herbei, riß Kirsten Lenz aus dem Schlaf und bat sie, sofort zu Dr. Hellwege zu fahren.

Dann ging er ins Schlafzimmer zurück. Die Patientin stöhnte, zitterte. Er hielt ihr drei Finger vors Gesicht.

„Können Sie meine Hand erkennen? Wieviel Finger sind das?"

„Ja, ja . . . ich weiß nicht . . . drei?"

„Sehr schön!" Dr. Berg streifte das Nachthemd zurück. Unter- und Oberschenkel waren stark geschwollen. Er drückte mit dem Finger auf die Haut. Es entstand eine deutlich sichtbare Delle, die nur langsam wieder verschwand.

Seine Diagnose stand fest: Eklampsie.

Die Nieren der Erstgebärenden waren der vermehrten Belastung durch die Schwangerschaft nicht Herr geworden. Stoffe, die normalerweise ausgeschieden werden, waren zurückgehalten und zu Giften geworden. Die Sauerstoffversorgung des Körpers war schlecht. Nicht nur die Mutter, sondern auch das Kind waren gefährdet, denn der Mangel an Sauerstoff mußte sich auch in der Plazenta bemerkbar machen.

Dr. Berg begann den Blutdruck zu messen. Er war, wie erwartet, ungewöhnlich hoch. Er war erleichtert, als der Krankenwagen mit heulender Sirene vorfuhr. Der Ehemann war schon zur Tür gelaufen, hatte sie geöffnet. Zwei Sanitäter verfrachteten die Patientin auf eine Liege, deckten sie zu.

Noch ehe der Krankenwagen abfuhr, saß Dr. Berg schon wieder am Steuer seines Autos und fuhr in Richtung der Privatklinik. Unterwegs wurde er von dem Krankenwagen überholt; er erreichte die Klinik fünf Minuten später.

Die Patientin lag schon im Kreißzimmer; Kirsten Lenz, im blütenweißen Kittel, stand neben ihr, zählte den Puls. Im Augenblick, da Dr. Berg eintrat, kam es zu einem eklamptischen Anfall.

Die Pupillen der Gebärenden öffneten sich überweit, das Gesicht zuckte, die Hände ballten sich zusammen, der ganze Körper wurde geschüttelt, die Zähne verbissen sich. Das Antlitz nahm eine bläulichweiße Farbe an.

Die junge Hebamme war fast so blaß geworden wie die Patientin. Sie hatte einen solchen Anfall noch nie erlebt. Aber Dr. Berg hatte keine Zeit, sie zu beruhigen oder ihr den Fall zu erklären.

„Vene abbinden", befahl er kurz, zog ein stark dämpfendes Mittel auf, injizierte in die Vene. „Dauertropfinfusion vorbereiten!"

Noch während er die Injektion gab, wies er Kirsten an, wie sie die Traubenzuckerlösung mit dämpfenden Mitteln vermischen sollte, legte dann selbst die Dauertropfinfusion in die Armvene an.

Der Körper der Patientin streckte sich, ihre Gesichtsfarbe wurde besser, sie fiel in eine Art Dämmerschlaf. Der erste Anfall war überwunden, aber auf keinen Fall durfte es zu einem zweiten kommen. Aus einem Glasbehälter tropfte die Infusion über einen dünnen Schlauch in die Vene der Patientin.

Dr. Berg nahm das hölzerne Stethoskop, horchte die kindlichen Herztöne ab.

Sie waren fast normal.

„Was jetzt?" fragte Kirsten. Sie wirkte immer noch verstört.

Dr. Berg streifte rasch die Jacke ab, krempelte die Hemdsärmel hoch, schrubbte und bürstete sich die Hände, schlüpfte in den bereithängenden weißen Kittel, zog die sterilen Handschuhe über.

„Mal sehen. Vielleicht können wir eine Vakuumextraktion machen. Bitte, überprüfen Sie dauernd den Blutdruck. Sobald er steigt, ist ein neuer Anfall zu befürchten."

„Ja", sagte Kirsten Lenz, „ja, sofort . . ."

Dr. Berg war mit der Hand in die Scheide gefahren. Das Kind lag normal, den Hinterkopf voraus. Die Wehen kamen alle fünf Minuten.

Der Arzt wählte unter den flachen metallenen Saugschalen die entsprechende Größe, setzte sie in die Scheide ein, erzeugte einen luftleeren Raum, ein Vakuum, das saugend den Geburtsvorgang beschleunigte.

Mit sanfter Gewalt, ohne direkte Berührung, nur durch den Saugeffekt, wurde das Kind im Rhythmus der Wehen aus dem Mutterleib entwickelt. Es dauerte nur fünf Minuten, dann war die Geburt vollendet. Ein kleiner Junge hatte das Licht der Welt erblickt.

Er begann schon zu schreien, als Kirsten ihn abnabelte.

Später, als Mutter und Kind versorgt waren, saßen sich Klaus Berg und die junge Hebamme in der kleinen Schwesternküche gegenüber. Die Oberschwester hatte mit einem verständnisinnigen Augenzwinkern eine Flasche Schnaps und zwei Gläser zwischen sie auf den Tisch gestellt. Dr. Berg schenkte ein, hob sein Glas.

„Nehmen Sie einen Schluck, Kirsten", sagte er, „den haben Sie redlich verdient!" Sie tranken beide.

„Tut gut", gestand Kirsten, „mir sitzt der Schreck noch in den Knochen! Ausgerechnet eine Eklampsie! Natürlich wußte ich, daß es so was gibt, aber in der Praxis . . ."

„. . . kommt diese Art der Selbstvergiftung kaum noch vor", ergänzte Dr. Berg. „Wenn diese Frau wenigstens einmal vorher bei mir in der Praxis gewesen wäre, hätte ich rechtzeitig vorbeugen können." Er bot Kirsten eine Zigarette an. „Aber so! Das wäre um ein Haar schiefgegangen!"

Kirsten zog eine Zigarette aus dem Päckchen, Dr. Berg gab ihr Feuer, bediente sich selbst. Sie nahm einen tiefen Zug.

„Vorige Woche", sagte sie, „hätte ich Sie einmal ganz dringend gebraucht. Aber da war ein Mädchen am Telefon und erklärte mir sehr entschieden, daß der Herr Doktor nicht zu sprechen sei."

Sein Gesicht verdüsterte sich. „Das war Vera", sagte er.

Kirsten schwieg, nippte an ihrem Schnaps.

„Meine Verlobte", fügte Klaus erklärend hinzu.

Sie drehte sich um, angelte nach ihrer Handtasche, die hinter ihr auf dem Spültisch lag. Als sie sich wieder umwandte, war ihr Gesicht unbewegt. „Sie sind verlobt, Herr Doktor? Dann darf ich wohl gratulieren?"

„Nein“, sagte er, „dazu besteht kein Grund. Selten ist etwas so schiefgelaufen, wie diese Verlobung. Doch mit des Geschickes Mächten ...“ Er hob die Hände, ließ sie mit einer resignierenden Geste wieder sinken.

Sie heftete die Augen auf die Glut ihrer Zigarette.

Er hatte nicht vorgehabt, mit irgendeinem Menschen darüber zu sprechen, am allerwenigsten mit Kirsten Lenz, die er doch, bei Licht besehen, eigentlich kaum kannte. Aber irgend etwas zwang ihn zu sprechen. Vielleicht war es ihr ruhiger, fragender Blick, vielleicht war es die Stille der Nacht, die seltsame Situation, die beiden das Gefühl gab, die einzigen Menschen auf einer einsamen Insel zu sein, vielleicht war es auch einfach nur die Reaktion auf die gewaltige Anspannung der letzten Stunde.

Dr. Berg erzählte der jungen Hebamme alles, was in Düsseldorf geschehen war und was ihn in die Heimatstadt zurückgetrieben hatte, und sie hörte ihm zu, mit einer Gelassenheit, die ihm guttat.

Als er geendet hatte, füllte er noch einmal die Gläser. „So, jetzt ist es heraus“, sagte er, „und es war wunderbar, mir einmal alles von der Seele zu reden. Auch wenn Sie jetzt Ihre gute Meinung über mich wohl erheblich geändert haben werden.“

„Sie haben das Operationstuch nicht im Leib der Patientin vergessen“, erklärte sie ruhig.

„Verdammt! Haben Sie mir denn gar nicht zugehört? Ich habe Ihnen doch alles erklärt . . .“

Sie unterbrach ihn. „Ich habe alles genau verstanden. Ein Tuch hat nach der Operation gefehlt. Aber das bedeutet doch nicht, daß Sie versagt haben . . . nein, nein, es ist völlig ausgeschlossen, daß Ihnen ein solcher Fehler unterlaufen wäre!“

„Aber es ist doch alles durchsucht worden!“

„Ja, da hat vielleicht eine Schwester später den Mut verloren, ihren Fehler zu gestehen und hat das Tuch endgültig verschwinden lassen. Als sie merkte, was für eine Aufregung entstand, kann sie in eine Panik geraten sein.“

„Sehr unwahrscheinlich“, sagte Dr. Berg.

„Oder irgend jemand hat Ihnen ganz bewußt ein Bein stellen wollen! Hatten Sie Feinde in der Klinik, Herr Doktor?“

„Wer hat die nicht!“

„Na sehen Sie! Nichts ist leichter, als so ein kleines Tuch verschwinden zu lassen, wenn man es darauf abgesehen hat oder wenn sich zufällig eine günstige Gelegenheit bietet!“

Dr. Berg lächelte ein wenig verkrampft. „Sie scheinen die Menschen für sehr schlecht zu halten, Fräulein Lenz.“

„Nein. Ich laufe bloß nicht mit Scheuklappen durch die Welt.“

„Wie ich?“

„Wenn man selbst betroffen ist, sieht man die Situation oft nicht klar. Das geht wohl jedem so. Sie hätten auf einer wirklichen Untersuchung bestehen sollen, notfalls durch die Polizei. Das wäre besser gewesen, als alles hinzuwerfen.“

„Vielleicht haben Sie recht.“ Seine Zigarette war, ohne daß er es gemerkt hatte, tief herabgebrannt. Jetzt spürte er die Hitze an den Fingerspitzen, drückte sie rasch aus.

„Ich verstehe Ihre Verlobte durchaus, daß Sie sie unbedingt wieder zurückholen will“, sagte Kirsten, „das arme Mädchen hat ja wirklich allerhand mit Ihnen durchgemacht. Der letzte Krach war, so, wie Sie ihn mir geschildert haben, völlig überflüssig. Ich finde, Sie sollten sich schleunigst mit ihr aussöhnen.“ Nach einer kleinen Pause fügte sie hinzu: „Wenn Sie sie noch lieben . . .“

Dr. Berg lachte. „Na, jetzt haben Sie mir aber ganz schön den Kopf gewaschen, Kirsten. Aber ich glaube fast, das hatte ich verdient. Gleich am Mittwoch werde ich nach Düsseldorf fahren. Wenn ich Vera sage . . .“

Kirsten fiel ihm ins Wort: „Von unserem Gespräch sollte Ihre Braut doch wohl besser nichts erfahren.“

Vera Hartwig hatte sich eingeredet, sehr gut ohne Klaus Berg leben zu können. In den ersten Tagen nach ihrem Streit schien ihr das auch tatsächlich zu gelingen.

Sie war den ganzen Tag unterwegs, traf sich mit Freundinnen, ging einkaufen, ins Kino, zum Reiten, traf Verabredungen für die Abende. Aber während sie nach außen hin so beschäftigt war, wurde die Leere in ihrem Herzen immer größer und immer schmerzhafter. Sie mußte sich gestehen, daß sie ihren Verlobten, ihrem Verstand zum Trotz, liebte und sich nach ihm sehnte.

Mehr als einmal war sie nahe daran, ihn anzurufen, aber der Stolz hielt sie immer wieder davon zurück. Einige seitenlange Briefe an ihn wanderten zum Schluß zerrissen in den Papierkorb.

Aber als Klaus dann unvermittelt vor ihr stand — sie war gerade im Begriff gewesen, das Haus zu verlassen und zum Friseur zu gehen —, flog sie ihm wortlos in die Arme, erwiderte seine Küsse mit leidenschaftlicher Zärtlichkeit.

Dr. Berg, der auf eine unangenehme Auseinandersetzung gefaßt gewesen war, fühlte sich überwältigt vor Glück. Beide waren sich in den ersten Minuten des Wiedersehens so nahe wie nie zuvor.

Endlich machte sie sich frei. „Klaus!" rief sie und strich sich das Haar aus dem erhitzten Gesicht. „Warum bist du nicht eher gekommen?! Ich habe solche Sehnsucht nach dir gehabt!"

„Wenn ich das nur geahnt hätte! Ich dachte, du wärst mir böse!"

„War ich auch! Aber das hat doch nichts zu bedeuten. Liebesleute und Ehepaare streiten sich nun mal hin und wieder. Du solltest doch wissen, daß ich nicht nachtragend bin."

Er zog sie lachend in die Arme. „Kurzum, ich habe mich wie ein Trottel benommen, das wolltest du doch sagen?"

„Und ich mich wie eine dumme Gans", sagte sie strahlend, „wir beide haben uns wirklich nichts vorzuwerfen!"

„Mein Mädchen", sagte er zärtlich, „mein wunderbares, zauberhaftes kleines Mädchen. Ich weiß gar nicht mehr, wie ich es ohne dich aushalten konnte!"

Sie küßten sich wieder, fuhren erst auseinander, als beide, gleichzeitig, ein Geräusch zu hören glaubten.

„Mutti ist wach geworden", flüsterte Vera, „komm, gehen wir, ehe sie auf der Bildfläche erscheint."

„Aber sollte ich nicht lieber . . . ?"

„Nein. Sie verträgt's nicht gut, wenn sie im Mittagsschlaf gestört wird. Und dann . . . ich möchte mit dir allein sein!"

Sie zog ihn an der Hand mit sich aus dem Haus, zog die Tür leise hinter sich ins Schloß. Dann rannten sie, immer noch Hand in Hand, ausgelassen wie die Kinder, zu seinem Auto.

„Wohin fahren wir?" fragte er, als sie nebeneinander im Wagen saßen.

„Irgendwohin, wo uns niemand stört! Vielleicht in den Grafenberger Wald? Ich hätte Lust zu einem Spaziergang!"

„Keine schlechte Idee", sagte er und startete.

Sie kuschelte sich an seine Schulter. „Du, Klaus, ich habe mir alles gründlich überlegt, ich hatte ja Zeit genug dazu! Also, dieses ganze

Hin und Her tut unserer Liebe nicht gut. Wir sollten doch so bald wie möglich heiraten."

„Ich kann nicht nach Düsseldorf zurück, das weißt du!"

Sie schmiegte sich noch enger an ihn. „Sollst du auch gar nicht, Liebling! Ich komme zu dir nach Dinkelscheidt!"

„Vera", sagte er überwältigt.

„Es braucht ja nicht für immer zu sein", sagte sie, „aber darüber sollten wir uns jetzt noch nicht den Kopf zerbrechen. Hauptsache ist, wir sind erst mal verheiratet."

„Ich möchte nichts lieber als das, aber . . ."

Sie fiel ihm ins Wort. „Am Stadtrand von Dinkelscheidt sind schöne neue Häuser entstanden. Wenn du dort etwas suchen würdest . . . sag bitte nicht, du hast kein Geld! Das weiß ich selbst. Aber schließlich heiratest du kein armes Mädchen . . ."

„Ich weiß nicht recht . . ." sagte er zögernd.

„Aber ich! Schließlich habe ich ein Anrecht auf eine Mitgift! Vati hat ja schon allein Unsummen dadurch erspart, daß ich auf mein Studium verzichtet habe! Und die Möbel, Klaus, die nehmen wir einfach aus der Wohnung, die ja schon für uns eingerichtet war!"

„Das alles", sagte er, „klingt sehr überzeugend. Aber Dinkelscheidt bleibt eine langweilige kleine Stadt, ganz gleich, wo wir dort wohnen. Es gibt kein Theater, keinen Reitklub, keine Nachtlokale . . ."

„Aber Düsseldorf ist nicht weiter als eine Autostunde entfernt! Klaus, wirklich, ich habe langsam das Gefühl, du willst mich gar nicht mehr heiraten."

„Ich will dich nicht unglücklich machen, Vera", sagte er sehr ernst.

„Das kannst du doch gar nicht, Klaus!" Sie fuhr ihm mit der Hand übers Haar. „Wenn du nur ahntest, wie ich mich danach sehne, endlich ganz und für immer bei dir zu sein!"

Er ergriff ihre Hand, führte sie an die Lippen. „Ich danke dir, Vera!"

„Also . . . ausgesprochen und abgemacht?"

„Ja. Aber, weißt du was? Ich denke, wir sollten lieber für heute auf unseren Spaziergang verzichten und die Gelegenheit beim Schopf packen und mit deinem Vater sprechen."

„Nein", sagte sie, „fahr nur weiter. Vati ist gar nicht da. Er ist zu einem Kongreß geflogen, nach London. Und überhaupt, überlaß das nur mir. Ich weiß besser, wie man ihn anpacken muß. Verlaß dich drauf. Ich habe bei Vati immer alles erreicht, was ich wollte."

Erst am späten Abend kehrte Dr. Berg nach Dinkelscheidt zurück. Er war so froh wie seit langem nicht mehr. Er hatte einen herrlichen Tag mit Vera verbracht, und ihre Zuversicht hatte ihn angesteckt. Er war jetzt sicher, daß alles in Ordnung kommen würde.

In seiner Wohnung angekommen, trat er, noch in Hut und Mantel, ans Telefon, das er vor seinem Fortgang auf Auftragsdienst gestellt hatte. Die Nachricht, die die sachliche Stimme des Telefonfräuleins ihm mitteilte, alarmierte ihn.

„Dr. Kremser vom Heim für körperbehinderte Kinder hat angerufen", sagte sie, „und läßt Ihnen ausrichten, daß der gewünschte Platz jetzt frei geworden ist."

„Danke", sagte Dr. Berg, „ich danke Ihnen sehr."

Dann wählte er die Nummer von Frau Schmitz. Das war die Krönung eines wunderbaren Tages! Endlich hatte er die Möglichkeit, dem kleinen Peter und seiner Mutter zu helfen! Bisher hatte er sie immer wieder vertrösten müssen.

Im Apparat ertönte das Freizeichen, aber niemand meldete sich. Langsam erlosch Dr. Bergs Lächeln. Er sah auf seine Armbanduhr. Es war gerade erst zehn vorbei. Unwahrscheinlich, daß Frau Schmitz schon schlief, ebenso unwahrscheinlich, daß sie ausgegangen war.

Er wartete noch weitere fünf Minuten, in steigender Unruhe. Dann stürzte er aus der Wohnung, setzte sich ans Steuer seines Wagens, fuhr wenige Straßen weiter zu Frau Schmitz. Er wußte, wo sie wohnte, denn er hatte sie inzwischen noch einmal aufgesucht.

An der Haustür klingelte er Sturm. Aber nichts rührte sich. Er drückte auf den Knopf zur Nachbarwohnung. Der Summer ertönte, er eilte die Stufen zum ersten Stock hinauf. Ein Mann in Hausjacke und Pantoffeln stand an der geöffneten Tür.

„Entschuldigen Sie", sagte Dr. Berg atemlos, „wissen Sie vielleicht, ob Frau Schmitz ausgegangen ist? Ich bin Arzt, ich muß dringend zu ihr!"

„Ausgegangen? Nein, das tut sie nie. Sie hat doch das Kind . . . na, Sie wissen es sicher."

„Ja, ich bin im Bilde. Könnte sie vielleicht verreist sein?"

Der Mann rief in die Wohnung zurück: „Du, Klara, weißt du vielleicht, ob Frau Schmitz verreist ist? Hier ist ein Arzt, der muß sie unbedingt sprechen."

Eine ältliche Frau im Hausmantel, Lockenwickler im Haar, kam an die Tür. „Nein, verreist ist die bestimmt nicht. Das müßte ich wissen." — „Wann haben Sie sie zuletzt gesehen?"

Die Eheleute sahen sich an, zuckten die Schultern.

„Gibt es hier einen Hausmeister? Irgend jemand, der die Wohnung öffnen könnte?" fragte Dr. Berg. „Ich muß unbedingt hinein, um . . . ich habe Angst, daß etwas passiert sein könnte!"

„Selbstmord?" Die Frau schrie auf und schlug sich auf den Mund. „Ja, davon hat sie oft gesprochen, aber wer denkt denn gleich . . ."

„Über den Küchenbalkon", sagte ihr Mann, „kommen Sie mit! Das geht ganz einfach, wenn sie die Tür aufgelassen hat . . ."

Dr. Berg folgte dem Ehepaar durch die Wohnung auf den Balkon, kletterte auf die Brüstung, war mit einem Schritt auf der anderen Seite, sprang hinunter. Die Balkontür war zu. Er nahm seinen Schal, wickelte ihn um die Hand, stieß die Glasscheibe ein, drehte den Schlüssel von innen herum, drang in die Wohnung.

Die Küche war sorgfältig aufgeräumt, kein Gasgeruch! Das war immerhin etwas. Er ging weiter, knipste die Lichter an, warf einen Blick in den Wohnraum, öffnete die Tür zum Schlafzimmer.

Auf den ersten Blick sah er, was geschehen war. Frau Schmitz lag im Ehebett, den kleinen Peter fest an sich gedrückt. Ihr Gesicht war leichenblaß. Auf dem Nachttisch eine leere Glasröhre, die ehemals Schlaftabletten enthalten hatte . . .

Noch bevor Dr. Berg ihren Puls fühlte, wußte er, daß Eugenie Schmitz tot war. Er hob mit Daumen und Zeigefinger der rechten Hand die Augenlider, während er mit der linken den Puls fühlte.

Die Augen starrten stumpf und tot ins Leere, der Puls war nicht zu spüren. Er nahm einen Spiegel aus der Tasche, hielt ihn ihr vor den Mund — nichts, kein Atemhauch.

Dr. Berg wandte sich dem kleinen Jungen zu, der reglos in ihren Armen lag. Hinter ihm wurde das Tappen von nackten Füßen laut, er achtete nicht darauf. Der Nachbar von Frau Schmitz hatte sich entschlossen, dem Arzt über den Balkon in die Wohnung zu folgen. Er hatte die Pantoffeln ausgezogen, um sicherer springen zu können.

Jetzt kam er ins Schlafzimmer, gab einen dumpfen, entsetzten Laut von sich. „Sind sie beide tot?"

Dr. Berg antwortete nicht. Er hatte den kleinen Peter aus der kalten, tödlichen Umklammerung seiner Mutter gelöst. Der verkrüppelte Körper lag schlaff in seinen Armen, aber er war noch nicht kalt. Dr. Berg trug ihn ins Wohnzimmer hinüber, legte ihn auf den niedrigen Tisch, nahm das Stethoskop, lauschte nach den Herztönen . . .

Er hob die Lider, und sekundenlang war es, als wenn die Pupillen im grellen Licht der Tischlampe, die Dr. Berg tief herabgezogen hatte, zuckten. Aber der Spiegel, den der Arzt dem Jungen vor den Mund hielt, beschlug noch nicht.

Der Nachbar war ihm lautlos gefolgt. Sein Gesicht war grau und verfallen, aber seine Augen funkelten vor Erregung. Er genoß schaudernd das ungewöhnliche Erlebnis. „Soll ich die Polizei anrufen, Herr Doktor?"

„Ja, das auch . . . aber vorher wählen Sie eine andere Nummer . . . warten Sie, ich habe sie im Kopf . . ." Dr. Berg nannte die Telefonnummer von Kirsten Lenz. „Verlangen Sie Fräulein Lenz, bitten Sie sie, sofort hierherzukommen. Sie brauchen ihr nichts zu erklären, sagen Sie nur, daß ich sie darum bitte . . . Dr. Berg."

Der Nachbar war schon am Telefon. „Mach ich", sagte er, „geben Sie mir noch einmal die Nummer!"

Dr. Berg wiederholte sie, während er schon eine Schnur mit einer Schlinge versah, die Zunge des Jungen aus dem Mund zog und sie mit einem Apothekerknoten so befestigte, daß sie nicht in den Rachen zurückrutschen konnte. Er zog seine Jacke aus, faltete sie flach zusammen, legte sie unter die Schulterblätter des Jungen, begann mit der künstlichen Atmung. Arme zurück, Arme vor, Ellbogen andrücken, Arme zurück, Arme vor . . .

Er achtete nicht auf das Telefongespräch, das der Nachbar führte, war ganz auf seine Tätigkeit konzentriert. Dabei war er sich darüber klar, daß es vielleicht Wahnsinn war, was er tat, und doch, er konnte nicht anders. Er durfte nichts unversucht lassen, um das Leben des Kindes zu retten.

Der Nachbar legte auf. „Das Fräulein kommt", sagte er, „soll ich jetzt die Polizei . . . ?"

„Später. Kommen Sie hierher! Sehen Sie, was ich mache?" — „Ja."

„Sehen Sie, wie ich's mache, und versuchen Sie's dann selbst . . . ja, Sie sollen mich ablösen! Wichtig ist, daß Sie es gleichmäßig machen, darauf kommt es an . . . also los!"

„Und Sie?"

Dr. Berg knöpfte wortlos die Schlafanzugjacke Peters auf, begann mit der Herzmassage. Er schlug taktmäßig mit dem Daumenballen der geöffneten Hand auf das Herz des Jungen, um es zum Schlagen anzuregen.

„Aber, der ist doch tot", sagte der Nachbar, „und wenn Sie mich fragen, es ist wohl das beste für den armen kleinen Kerl! War ja immer nur 'ne halbe Portion, und jetzt ... ohne Mutter ..."

„Halten Sie den Mund und tun Sie, was ich Ihnen sage!" fuhr Dr. Berg ihn an.

„Na, so was! Wie komme ich denn dazu?!" protestierte der Mann, aber machte doch weiter.

„Weil es um ein Menschenleben geht und weil Sie nicht das Zeug zu einem Mörder haben!" — „Das schon, aber ..."

„Zählen Sie, damit Sie nicht aus dem Rhythmus kommen ... laut, wenn ich bitten darf!"

Verbissen arbeiteten die beiden Männer weiter, bis es nach etwa zehn Minuten an der Wohnungstür klingelte.

„Sie können öffnen", sagte Dr. Berg.

„Puh!" Der Nachbar stieß die Luft aus. „Ich spüre meine Arme schon nicht mehr!"

Er ging zur Tür, dann stürzte Kirsten Lenz ins Zimmer. Sie brachte einen Schwall winterlich frischer Luft mit. „Herr Doktor", rief sie munter, „was gibt's denn?" Dann erst sah sie den totenblassen kleinen Jungen und fragte entsetzt: „Was ist geschehen? Hat die Mutter ... ?"

„Sie ist tot. Aber vielleicht können wir den Jungen noch retten. Geben Sie ihm eine Spritze Nostradamin. Drüben steht meine Bereitschaftstasche, da ist alles drin, was Sie brauchen! Weiter, Herr Nachbar, keine Müdigkeit vorschützen! Fräulein Lenz wird Sie gleich ablösen, aber vorläufig brauche ich Sie noch! Eins, zwei, drei und ..."

Kirsten war sehr blaß geworden, aber umsichtig und geschickt führte sie aus, was Dr. Berg von ihr verlangte. Ihre Hände zitterten nicht, als sie dem Jungen die Spritze gab. Erst dann zog sie ihren Kamelhaarmantel aus, unter dem sie den weißen Berufskittel trug.

„Vielen Dank", sagte sie freundlich zu dem Nachbarn, „jetzt sind Sie erlöst!"

Der Mann wischte sich mit dem Ärmel den Schweiß von der Stirn. „Kann ich gehen? Meine Frau ..."

„Bitte, rufen Sie doch noch die Funkstreife!" sagte Dr. Berg. „Aber das können Sie natürlich auch von Ihrer Wohnung aus tun."

„Mach ich! Also ... gute Nacht dann, und viel Glück!"

„Danke", sagte Dr. Berg, „aber vergessen Sie den Anruf nicht!"

Der Mann tappte barfuß hinaus.

„Lassen Sie die Wohnungstür offen", rief Dr. Berg ihm noch nach, „und drücken Sie bitte die Haustür auf, wenn die Funkstreife kommt!"

Sie hörten, wie er die Tür anlehnte, dann waren sie allein.

„Wenn Sie nicht mehr können, Kirsten, löse ich Sie ab", sagte Dr. Berg.

„Später. Jetzt geht's noch!" Nach einer Pause fügte sie hinzu, während ihre Arme unentwegt weiterarbeiteten: „Hoffentlich sind Sie noch rechtzeitig gekommen!"

„Für die Mutter ist auf jeden Fall zu spät", sagte er bitter: „Es ist meine Schuld, ich hätte mich mehr um sie kümmern sollen."

„Sie haben getan, was Sie konnten!"

Als die Beamten der Funkstreife — zwei sehr sicher auftretende junge Männer — eintrafen, hatte Dr. Berg Kirsten Lenz gerade abgelöst. Er führte die Atemübungen aus, sie die Herzmassage. Das war, wenigstens anfangs, für beide eine Erleichterung.

Die Polizisten grüßten kurz, ließen sich von dem Nachbarn, der sich das nicht hatte nehmen lassen, ins Schlafzimmer führen. Wenig später kam einer mit der leeren Glasröhre, die die Schlaftabletten enthalten hatte, zurück.

„Damit scheint sie's gemacht zu haben", sagte er, „haben Sie ihr die Dinger verschrieben, Doktor?"

„Nein", antwortete Dr. Berg, ohne ihn anzusehen.

„Klar, daß Ihnen das nicht angenehm sein kann", sagte der Polizist, „aber sehen Sie mal, es wäre doch besser, die Wahrheit zu sagen. Das Zeug ist doch rezeptpflichtig, oder . . . ?"

„Ja."

„Und Sie haben es ihr nicht verschrieben?"

„Sagte ich schon."

„Wir werden das nachprüfen."

„Tun Sie das nur", mischte sich Kirsten Lenz ein, „Aber Dr. Berg hat nichts damit zu tun. Er hat mich kommen lassen, als die Frau in seiner Praxis aufkreuzte, hat mich gebeten, sie nach Hause zu bringen . . . ich erinnere mich genau, daß er mich gewarnt hat, ihr Schlaftabletten zu geben."

„Hm." Der Beamte sah Kirsten an. „Darf ich fragen, wer Sie sind?"

„Hebamme. Dr. Berg ist praktischer Arzt und Geburtshelfer. Wir arbeiten häufig zusammen."

„Und der Doktor hat Ihnen also schon damals — wann war das genau? — gesagt, daß die Frau mit Selbstmord gedroht hat?"

„Stimmt“, sagte Kirsten.

„Es war am vorigen Donnerstag“, erklärte Dr. Berg, „also nicht ganz eine Woche her. Die Frau war sehr aufgeregt.“

„Hätten Sie sie dann nicht in eine psychiatrische Klinik einweisen sollen?“

„Dazu hatte ich keine Handhabe. Außerdem . . . da war noch der Junge. Ich habe mich erst einmal um einen Heimplatz für ihn bemüht. Dann wollte ich Frau Schmitz in einem Sanatorium unterbringen.“

Der Beamte zog ein schwarzes Heftchen aus der Uniformtasche, machte sich Notizen. „Und was hat Sie heute Abend hierher geführt?“

„Ich habe Nachricht erhalten, daß ein Platz für den Jungen frei geworden ist. Auf mein Klingeln meldete sich niemand. Frau Schmitz hatte mir gesagt, daß sie das Kind niemals allein läßt, die Nachbarin hielt es für ausgeschlossen, daß sie verreist sein könnte. Deshalb hielt ich es für richtig, in die Wohnung einzudringen.“

„Und da war die Frau schon tot?“

„Ja.“

Der Polizist steckte sein Notizbuch ein. „Verdammter Mist. Wir haben keinen Abschiedsbrief gefunden. Haben Sie vielleicht so etwas gesehen?“

„Ich hatte keine Zeit, mich darum zu kümmern.“

„Warum sie es getan hat, ist doch klar“, sagte Kirsten, „sie war mit den Nerven herunter. Der Junge . . . und dann . . . sie sagte mir, daß ihr Mann sie verlassen hätte.“

„Kennen Sie die Adresse des Mannes?“

„Nein.“

„Tja, da kann man nichts machen. Aber wir werden sie schon herausfinden.“

Der andere Polizist kam aus dem Schlafzimmer. „Nichts“, sagte er, „ich habe zur Vorsicht Fingerabdrücke genommen.“

Jetzt meldete sich der Nachbar. „Aber sie hat's bestimmt selbst getan“, sagte er, „wer denn sonst? Die Tür war von innen verriegelt, ich habe sie vorhin erst aufgemacht.“

„Und die Balkontür war auch zu“, erklärte Dr. Berg, „ich mußte eine Scheibe einschlagen. Sie können sich das mal ansehen.“

Die Polizisten verschwanden in Richtung Küche. Der Nachbar zündete sich eine Zigarette an. Dr. Berg und Kirsten hatten ihre Wiederbelebungsversuche auch nicht für eine Sekunde eingestellt.

Die Beamten kamen wieder zurück. Der eine beugte sich über den mißgebildeten Körper des kleinen Jungen, zog den Atem durch die Zähne. „Na, wie steht's mit dem?"

„Wir versuchen, ihn zu retten", sagte Dr. Berg.

„Ich werde Ihnen einen Krankenwagen schicken."

„Danke, aber das hat keinen Sinn. Wenn wir unterbrechen, ist alles verloren. Lassen Sie die Frau abholen, das genügt."

„Wie Sie meinen, Doktor . . . Sie tragen die Verantwortung."

Die Polizisten tippten an ihre Mützen und verzogen sich. Der Nachbar folgte ihnen. Kirsten und Dr. Berg atmeten auf, als sie wieder allein waren.

„Als wenn das nicht anstrengend genug wäre", sagte sie, „aber dazu auch noch dumme Fragen beantworten!"

„Die Leute tun nur ihre Pflicht."

„Trotzdem könnten sie ruhig ein bißchen mehr Verständnis zeigen!"

Sie arbeiteten ununterbrochen. Ihre Arme schmerzten, der Schweiß lief ihnen über den Rücken, sie brachten kaum noch die Kraft auf, zu reden. Aber sie gaben nicht auf.

Die Leiche von Frau Schmitz wurde abgeholt, die Stunden vergingen, allmählich verloren sie jedes Gefühl für Zeit.

Aber dann, auf einmal — Dr. Berg hatte gerade wieder die Herzmassage übernommen — spürte er eine Bewegung unter seiner geöffneten Hand. Er war zu erregt, um ein Wort herauszubringen, aber Kirsten begriff auch so, als sie sah, daß er das Stethoskop anlegte. Sie hielt den Atem an.

„Sein Herz schlägt", sagte Dr. Berg heiser, „stell dir vor, Kirsten . . . es schlägt!"

„Oh, Klaus! Das ist ein Wunder!"

Beide waren sich nicht bewußt, daß sie sich plötzlich mit dem vertrauten Du ansprachen.

Er drängte sie von ihrem Platz. „Laß mich jetzt weitermachen! Geh in die Küche und sieh, ob du ein paar Bohnen findest . . . koch uns einen starken Kaffee, den können wir jetzt brauchen!"

Sie beeilte sich, mit der Bereitung des Kaffees fertig zu werden, denn sie hatte nur den einen Gedanken, so schnell wie möglich wieder zurückzukommen, um dabeizusein, wenn Peter den ersten Atemzug tat.

Sie goß Dr. Berg Kaffee ein, tat Zucker und Milch in die Tasse, reichte sie ihm. „Da, trink", sagte sie, „und laß mich weitermachen! Ich fühle mich so frisch wie ein Veilchen am Morgen!" Ihre klaren Augen strahlten ihn an.

Er ließ sich ablösen, trank den heißen starken Kaffee in kleinen

Schlucken, sah ihr zu, wie sie mit anmutiger Kraft die Arme des kleinen Jungen bewegte.

„Du kannst aufhören", sagte er plötzlich.

Sie zuckte zusammen. „Was?"

„Er atmet ja schon . . . merkst du es denn nicht?" Dr. Berg stellte die Tasse ab, löste die Apothekerschlinge, mit der er die Zunge des Jungen zurückgehalten hatte. „Am besten geben wir ihm jetzt auch einen Kaffee, mit viel Zucker, damit er ihn herunterbringt . . . damit er eine Weile wach bleibt!"

Peters zögernde, zaghafte Atemzüge wurden tiefer, regelmäßiger.

„Er lebt! Klaus! Er lebt wirklich!" Kirsten flog Dr. Berg in die Arme, küßte ihn herzhaft und — wurde über und über rot, weil ihr plötzlich zum Bewußtsein kam, daß er ihr Benehmen falsch auffassen könnte.

Er nahm ihren Kopf in beide Hände, erwiderte ihren Kuß. „Schon gut, Mädchen", sagte er, „den Kuß hatte ich verdient. Das war der schönste Glückwunsch!"

Sekundenlang sahen sie sich tief in die Augen, dann machte sie sich frei, lief zu dem Jungen. Dr. Berg folgte ihr, setzte ihn auf, rüttelte ihn bei den Schultern. „Peter, Peter! Wach auf!"

Er öffnete verschlafen die Lider, rieb sich mit der gesunden Hand die Augen, schluckte mühsam. „Mutti, ist es schon Zeit?" fragte er endlich.

„Ja, Peter", sagte Dr. Berg, „höchste Zeit, munter zu werden!"

Zu Kirsten gewandt fügte er hinzu: „Nun rasch in die Klinik zum Magenauspumpen!"

6

Vera Hartwig hatte sich vorgenommen, gleich nach seiner Rückkehr aus London mit ihrem Vater zu sprechen. Sie holte ihn vom Flugplatz ab, wollte ihn gleich mit nach Hause lotsen, aber er bestand darauf, zuerst in die Klinik zu fahren, kam erst spät am Abend heim, wortkarg, niedergeschlagen, erschöpft. Sie entschloß sich, die fällige Aussprache zu verschieben, hoffte, daß Professor Hartwig besserer Laune sein würde, wenn er ausgeschlafen hatte. Aber seine Stimmung besserte sich in den nächsten Tagen nicht, er blieb mißgelaunt und deprimiert.

Endlich, nach einem besonders guten Mittagessen, das dem Professor doch immerhin ein lobendes Wort entlockt hatte, gab sich Vera einen Ruck. „Vati", sagte sie zaghaft, „habe ich dir eigentlich schon erzählt, daß Klaus hier war?"

Der Professor brummte nur, und Claudia Hartwig sagte rasch: „Das kannst du Vati alles ein andermal erzählen, Liebling."

Vera hob den Kopf. „Wann denn?" fragte sie gereizt.

„Jetzt jedenfalls nicht!" Professor Hartwig schob seinen Stuhl zurück und stand auf. „Ich habe gerade eine halbe Stunde Zeit mich hinzulegen, und die will ich mir nicht verderben lassen."

Vera sprang auf, vertrat ihm den Weg. „Aber ich muß mit dir sprechen, Vati, es ist wichtig!"

„Liebling, bitte!" rief Claudia Hartwig.

Doch Vera ließ sich nicht mehr unterbrechen. „Klaus und ich", sagte sie eifrig, „haben uns entschlossen, so bald wie möglich zu heiraten!"

Der Professor maß sie mit zusammengezogenen Augenbrauen. „So, habt ihr das?"

„Ja. Und du brauchst nicht denken, daß ich dich jetzt bitten werde, Klaus nach Düsseldorf zurückzuholen, nein! Wir haben uns das anders überlegt. Wir werden, wenigstens vorläufig . . . die nächsten Jahre meine ich . . . in Dinkelscheidt leben."

„In Dinkelscheidt?" rief Claudia Hartwig. „Jetzt denk doch mal nach, Vera, das ist ganz unmöglich, du wirst dich dort nie und nimmer . . ."

Professor Hartwig schnitt ihr mit einer Handbewegung das Wort ab. „Laß die junge Dame erst mal ausreden, ja? Ich bin wirklich gespannt, was sich in diesem unreifen Gehirn alles zusammengebraut hat."

„Ich bin nicht unreif!" sagte Vera heftig und stampfte mit dem Fuß auf. „Ich liebe Klaus, und er liebt mich! Es gab eine Zeit, da wart ihr beide damit einverstanden, daß wir heiraten würden!"

Professor Hartwig fuhr sich mit der Hand über die Stirn, als wenn er etwas wegzuwischen versuchte. „Inzwischen", sagte er, „ist einiges geschehen."

„Ja", sagte Vera, „Klaus hat Pech gehabt. Du hast ihn hinausgeworfen, und jetzt muß er sich ein neues Leben aufbauen. Aber für mich ist das kein Grund, ihn im Stich zu lassen. Ganz im Gegenteil."

„Du willst ihm also nachlaufen?"

„Aber wieso denn? Schließlich sind wir seit langem verlobt. Er hat mich gebeten, seine Frau zu werden, und ich habe ja gesagt. Nennst du das Nachlaufen, wenn man zu seinem Wort steht?"

Claudia Hartwig legte den Arm um Veras Schultern. „Liebling", sagte sie, „ich kann mir nicht denken, daß Klaus das von dir verlangt! Er muß doch einsehen, daß er dir das nicht zumuten kann."

„Deine Mutter hat ganz recht", sagte Professor Hartwig, „sprich mal in aller Ruhe mit ihr. Ich werde mich jetzt hinlegen und . . ."

„Nein, Vati", sagte Vera hartnäckig, „ich will mich nicht von Mutter bearbeiten lassen. Das hätte auch keinen Zweck, ich habe mir alles gründlich überlegt. Ich werde Klaus heiraten, und wenn ihr euch auf den Kopf stellt."

Professor Hartwig seufzte leicht, wandte sich ins Zimmer zurück.

„Und wie hast du dir das vorgestellt?" fragte er müde. „Du willst mit ihm in Dinkelscheidt leben, soviel habe ich schon begriffen . . . aber wo? Hat er wenigstens eine Wohnung aufgetrieben?"

„Ja", sagte sie, „eine sehr schöne, ganz moderne Wohnung am Stadtrand. Gerade habe ich einen Brief von ihm bekommen, in dem er sie mir beschreibt."

„Wenn das so ist", sagte Professor Hartwig, „dann steht eurem Glück ja nichts mehr im Weg. Ich merke, du willst uns vor vollendete Tatsachen stellen. Wozu fragst du uns dann überhaupt noch? Unsere

Erlaubnis zu dieser Hochzeit haben wir ja schon, Gott sei's geklagt, beim Düsseldorfer Standesamt hinterlegt."

„Vati", sagte Vera schmeichelnd, „bitte, sei doch nicht so! Du weißt doch genau, Klaus ist nicht reich, er hat erst die Praxis seines Vaters übernommen . . ."

„Genau darüber wollte deine Mutter mit dir reden!"

„Ja, ich weiß, aber reden nutzt doch nichts . . . wir brauchen Geld! Bitte, Vati!"

„Nein", sagte Professor Hartwig kurz.

Vera war es nicht gewohnt, daß der Vater ihr eine Bitte abschlug, und dazu noch in so schroffer Form. Ihre tiefblauen Augen weiteten sich in ungläubigem Staunen. „Du willst uns nicht helfen, Vati? Es geht doch um mein Glück!"

„Ich kann es nicht."

Vera lachte unnatürlich auf. „Nun sag nur noch, daß die Klinik pleite gemacht hat!"

„Noch nicht", sagte Professor Hartwig ernst, „aber es kann leicht dahin kommen."

„Konrad!" rief Claudia Hartwig entsetzt.

„Ich wollte es euch nicht sagen, um euch nicht zu beunruhigen, aber es steht schlecht, sehr schlecht." Professor Hartwig machte eine kleine Pause, biß sich auf die Lippen. „Als ich von London zurückkam, erwartete mich ein Kriminalbeamter in der Klinik. Herr Rainer hat im Namen seiner Frau Anzeige erstattet. Wegen fahrlässiger Körperverletzung. Wißt ihr, was das bedeutet?"

„Aber du, Konrad, du hast doch nichts mit der Sache zu tun!" rief seine Frau. „Du warst ja bei der Operation nicht einmal anwesend."

„Aber ich habe meinem Oberarzt den Auftrag gegeben, obwohl ich wissen mußte, daß er nicht mehr ganz nüchtern war. Nein, Claudia, machen wir uns nichts vor. Man kann die Dinge drehen und wenden, wie man will, ich hänge immer mit drin. Und wenn die Patientin wirklich stirbt, wird das Gericht mir die Hauptverantwortung auflasten, schon weil ich zahlungskräftig bin, während Klaus . . ." Er stockte, zuckte mit den Schultern.

Vera hatte sich wieder einigermaßen gefaßt. „Aber vorläufig lebt die Patientin ja noch", sagte sie, „und wer weiß, ob sie überhaupt in absehbarer Zeit sterben wird!"

„Auch wenn sie das nicht tut, steht die Sache miserabel. Sie liegt zur Zeit in der Universitätsklinik, wird auf Herz und Nieren untersucht . . . und wenn man das verdammte Tuch in ihrer Bauchhöhle findet, dann Gnade Gott uns allen! Dann kommt es nämlich zu einem Prozeß, und daß wir zahlen müssen, wird nicht das Schlimmste sein. Es wird einen Skandal geben, der Fall wird durch die gesamte Presse gehen, und meine Klinik ist ruiniert."

„Daß du immer nur an dich und deine Klinik denken kannst!" rief Vera. „Hast du dir auch schon mal überlegt, was aus Klaus wird, wenn es so weit kommt?"

„Ja", sagte Professor Hartwig ernst, „er wird verurteilt, von der Ärztekammer ausgestoßen und kann sehen, wie er sich sein Brot als Laborant oder schlechtbezahlter wissenschaftlicher Mitarbeiter verdient. Eine Chance, je wieder zu praktizieren, hat er nicht."

Claudia Hartwig strich ihrer Tochter sanft über das schimmernde schwarze Haar. „Ich weiß, wie dir jetzt zumute ist, Liebling, aber ich glaube, du mußt es einmal erfahren. Du kannst Klaus nicht heiraten. Oder willst du mutwillig dein Leben zerstören?"

Vera war blaß geworden. „Ich werde ihn nicht im Stich lassen", sagte sie tonlos, „jetzt erst recht nicht. Wenn ihr das von mir geglaubt habt, dann habt ihr euch schwer getäuscht. Ich werde zu ihm halten und die Sache mit ihm durchkämpfen, koste es, was es wolle. Nein, hört auf, ich will kein Wort mehr hören . . . ich fahre zu ihm. Heute noch."

Klaus holte Vera am Bahnhof ab. Sie hatte ihn angerufen, ihm überstürzt erzählt, was passiert war, daß sie sich mit ihren Eltern zerstritten hätte und nun für immer zu ihm käme. Er hatte sich das alles mit etwas gemischten Gefühlen angehört. Er sehnte sich nach Vera, war glücklich über diesen großen Beweis ihrer Liebe und doch — er spürte, welches Maß von Verantwortung sie ihm durch diesen Entschluß aufbürdete. Er empfand immer noch Hochachtung und Dankbarkeit für Professor Hartwig und seine Frau, es war ihm nicht angenehm, daß er sich in offenen Gegensatz zu ihren Wünschen setzen mußte.

Trotz allem — als Vera jetzt aus dem Zug stieg, da schlug ihr sein ganzes Herz entgegen. In großen Schritten eilte er zu ihr, half ihr, die Koffer auf den Bahnsteig zu befördern, nahm sie in die Arme.

„Wie schön, daß du endlich da bist!"

Er wollte sie küssen, aber sie bog den Kopf zurück. „Freust du dich ehrlich?"

Er zwinkerte mit den Augen. „Diese Frage erfüllt nahezu den Tatbestand der Beleidigung!"

„Ich bin jetzt ein armes Mädchen, Klaus! Alles, was ich habe, trage ich auf dem Leib und in den paar Koffern da. Mehr nicht."

Er hob die Augenbrauen. „Nun, das ist natürlich einigermaßen bedenklich!"

Er hob den Finger an die Nase. „Ich überlege . . ."

„Was?"

„Ob ich dich nicht mit dem nächsten Zug zurückschicken soll!"

„Versuch's nur!" Sie stellte sich auf die Zehenspitzen, küßte ihn innig. „Du wirst es schwer haben, mich wieder loszuwerden!"

Er faßte sie um die Taille, wirbelte sie durch die Luft. „Will ich ja gar nicht!" rief er übermütig. „Ich bin ja froh, froh und noch einmal froh, dich endlich hier zu haben!"

Sie lachte und strampelte, bis er sie wieder auf die Beine stellt, holte ihren Spiegel aus der Tasche, sagte vorwurfsvoll: „Jetzt hast du meine ganze Frisur zerstört!"

„Nicht so schlimm. Dann machst du dir eben eine neue!" Er winkte einem Gepäckträger, ordnete an, die Koffer zu seinem Auto zu bringen, zog Veras Arm durch seinen Ellbogen. Ihre Hände schlangen sich ineinander, Seite an Seite gingen sie zum Ausgang.

„Was nun?" fragte sie, als er den Kofferraum aufschloß. „Ich hoffe, du hast dir heute Abend einmal ausnahmsweise für mich freigenommen?"

Er half dem Träger, Veras Gepäck zu verstauen, bevor er anwortete. „Praxis geschlossen, Hausbesuche erledigt . . . ich bin frei wie ein Vogel in der Luft!"

„Wunderbar!" rief sie begeistert.

Er lächelte. „Falls nicht ein voreiliges Baby auf die Idee verfällt, gerade heute auf die Welt kommen zu wollen, und falls keine geplagte Hausfrau sich ein Bügeleisen auf die Zehen fallen läßt, kein Kind in kochendheißes Wasser purzelt . . ."

„Mal nicht den Teufel an die Wand!"

„Tu ich ja gar nicht. Ich versuche nur, dich auf jene Zufälle, Zwischenfälle und Unfälle schonend vorzubereiten, die nun mal das Leben eines praktischen Arztes bestimmen. Du wirst dich daran gewöhnen müssen."

„Ich werd's versuchen", sagte sie friedfertig, „aber nun komm . . . laß uns die Zeit nutzen, bevor der erste Anruf kommt!"

„Bravo! So gefällst du mir!" Er schloß das Auto auf, setzte sich ans Steuer, öffnete die gegenüberliegende Wagentür von innen, ließ sie einsteigen.

„Wenn du nichts dagegen hast, fahren wir jetzt erst einmal zur Klinik."

„Warum?"

„Weil ich dir etwas zeigen möchte."

„Eine Überraschung?"

„Mehr. Ein kleines Wunder." Er erzählte ihr von Frau Schmitz und ihrem kleinen Jungen, den er buchstäblich vom Tod wieder ins Leben zurückgeholt hatte. „Du mußt ihn sehen", schloß er, „Peter ist ein so liebes Kerlchen. Ich habe ihn richtig ins Herz geschlossen."

Sie war nicht sehr erbaut, aber klug genug, ihr Unbehagen zu verbergen. „Na schön", sagte sie, „aber dann . . . dann fahren wir nach Hause, nicht wahr?"

„Ich habe ihm Buntstifte gekauft", sagte er, „von denen braucht der kleine Racker jede Menge. Mach mal das Handschuhfach auf, sie müssen da drin sein. Ich möchte, daß du sie ihm gibst."

„Wenn du meinst . . ."

„Ja. Es wäre mir sehr lieb, wenn ihr beide euch ein bißchen anfreunden würdet."

„Ich werde mein Bestes tun", versprach sie.

Aber als sie dann, wenig später, am Bett des kleinen Peter standen, vergaß sie alle ihren guten Vorsätze. Der Junge saß in seinem Bettchen, hatte die Decke abgestrampelt, man sah seine beiden Beine, die nichts als verkümmerte Stummel waren, das verkrüppelte Ärmchen hing schlaff herunter.

„Onkel Doktor!" krähte er. „Onkel Doktor!"

Dr. Berg beugte sich über das Bettchen. „Guten Tag, Peter! Ich sehe schon, du warst brav und dir geht es gut! Zur Belohnung hat dir die Tante auch was mitgebracht! Gib ihm die Buntstifte, Vera, ja?"

Doch Vera war unfähig, sich zu rühren. Mitleid, Entsetzen und Abscheu schnürten ihr die Kehle zu.

Klaus Berg nahm ihr die Buntstifte aus der Hand, reichte sie Peter, der jubelte und mit seinem gesunden Händchen danach grapschte.

„Prima, Onkel Klaus!“ rief er. „Jetzt werde ich dir ein schönes Bild malen! Was magst du lieber? Eine Lokomotive oder ein Auto?“

„Einen Garten mit vielen, vielen Kindern drin!“

„Uiih, das ist aber schwer!“

Vera ertrug es nicht länger. Sie drehte sich um, stürzte wortlos aus dem kleinen Raum. Draußen, auf dem Gang, lehnte sie sich gegen die Wand, schloß die Augen und holte tief Luft. Sie fühlte sich elend.

Als Dr. Berg endlich aus dem Krankenzimmer kam, hatte sie sich wieder einigermaßen erholt. Sie zwang sich sogar zu einem Lächeln, das aber sofort wieder erlosch, als sie sein finsteres Gesicht sah.

„Was ist los?“ fragte er rauh. „Warum bist du weggelaufen?“

„Oh, Klaus, entschuldige bitte . . . ich konnte es einfach nicht aushalten!“

Seine braunen Augen blickten plötzlich besorgt. „Bist du etwa krank, Vera?“

„Nein, das nicht, nur . . . ich bin einfach fertig! Dieses Kind! Du hättest es nicht retten sollen!“

Dr. Klaus Berg faßte seine Verlobte bei den Schultern, schüttelte sie leicht. „Was sagst du da, Vera? Bist du verrückt geworden?“

„Nein, nein! Kannst du das denn wirklich nicht verstehen?“ Ihr hübsches Gesicht war noch immer sehr blaß, jetzt, in der Erregung, verzerrte es sich. „Dieses Kind . . . es hat doch überhaupt keine Chance, es hätte nie geboren werden dürfen, Klaus!“

Er ließ sie los. „Du maßt dir also an, über Tod oder Leben zu bestimmen?“

„Nein, natürlich nicht, nur . . .“

„Du verlangst allen Ernstes von mir, ich hätte es töten sollen?“

„Darum geht es ja gar nicht“, sagte sie verzweifelt, „obwohl ich auch das verstanden hätte. Jawohl, schau mich nicht so an! Vater hat oft gesagt, es wäre besser, wenn man einer Mißgeburt gleich eine Spritze gäbe, bevor die Mutter sie noch zu sehen kriegte.“

„Peter ist keine Mißgeburt“, erklärte Dr. Berg kalt, „er ist ein empfindsamer Mensch!“

„Ja, ja, ich weiß! Er kann sprechen, wahrscheinlich wird er auch lesen und schreiben lernen . . .“

„Besser sogar, als manches körperlich gesunde Kind!“

„Aber er wird doch nie ein vollwertiger Mann werden! Wer wird ihn je lieben können? Welche Frau, meine ich?“

„Wirkliche Liebe, Vera, umfaßt den ganzen Menschen, sein Herz, seine Seele, seinen Geist, seinen Charakter . . . nicht nur seine körperlichen Vorzüge!“

Sie warf mit einer heftigen Bewegung den Kopf in den Nacken. „Du willst mich nicht verstehen!“

Er atmete tief durch. „Doch“, sagte er, „ich begreife dich durchaus. Das Schicksal hat es dir bis heute erspart, Leid und Not kennenzulernen. Und jetzt glaubst du, es dürfte all das nicht geben, und wenn dir menschliches Elend begegnet, willst du es verleugnen.“

Sie stampfte mit dem Fuß auf. „Behandle mich nicht wie ein dummes kleines Mädchen, nur weil ich ausnahmsweise einmal anderer Meinung bin als du!“

„Ich bin Arzt, Vera! Es ist meine Aufgabe, zu heilen und zu helfen, aber nicht zu töten!“

„Wer spricht denn überhaupt von töten? Du bildest dir ein, du kannst mich mundtot machen, indem du die Tatsachen verdrehst! Du hast mir doch selbst erzählt, der Junge war praktisch schon tot, als du ihn fandest! Du hättest es dabei belassen sollen, das ist alles, was ich sage. Kein Mensch hätte dir einen Vorwurf daraus gemacht, im Gegenteil! Aber du, du mußt den großen Wundertäter spielen! Dabei war es seine eigene Mutter, die ihn nicht am Leben lassen wollte!“

„Seine Mutter war total fertig, sie wußte nicht mehr, was sie tat. Auch das habe ich dir erklärt, wenn du dich erinnerst.“

Vera schwieg.

„Angenommen, dieses Kind wäre dein eigenes. Würdest du nicht von jedem Arzt verlangen, daß er alles, aber auch alles tut, um das Leben deines Kindes zu retten?“

Sie legte ihre Hand auf seinen Arm. „Bitte, Klaus, laß uns nicht mehr darüber reden. Ich weiß, ich habe mich dumm benommen. Aber der Anblick dieses Kindes . . . es war einfach ein Schock für mich.“

Dr. Berg hätte ihr jetzt erklären können, daß auch ihr Verhalten ein Schock für ihn gewesen war, aber er zog es vor, nichts zu sagen. Nach wenigen Minuten saßen sie wieder im Wagen.

„Bist du mir noch böse?“ fragte sie.

Er schüttelte den Kopf. „Nein."

„Warum sprichst du dann nicht mit mir?"

„Ich habe nachgedacht."

„Über mich? Über uns beide?"

Tatsächlich hatte er an den kleinen Peter gedacht und daran, daß er ihn morgen ins Heim bringen mußte. Er hatte so sehr gehofft, daß Vera seine Gefühle für den Jungen teilen, mithelfen würde, ihm sein schweres Schicksal zu erleichtern. Er war sich darüber klar, daß er das Kind, das er dem Tod entrissen hatte, nun nicht einfach sich selbst überlassen durfte. Auch die besten Ärzte, Schwestern und Erzieher konnten Peter ja nicht die Liebe ersetzen, die er so dringend brauchte, um trotz seines Gebrechens das Leben zu meistern.

Aber er sah ein, daß es sinnlos war, Vera das begreiflich zu machen. So flüchtete er denn in eine Ausrede. „Ja, das auch", sagte er.

„Du hältst mich für lebensfremd und untüchtig, nicht wahr?" Veras Stimme klang mühsam beherrscht. „Aber ich werde dir beweisen, daß ich es nicht bin."

„Nur zu. Daran kann ich dich nicht hindern!"

„Sprich nicht so kalt und abweisend zu mir! Sieh mich doch wenigstens an!"

Er warf ihr einen flüchtigen Seitenblick zu. Ihr schönes junges Gesicht wirkte angespannt, ihre tiefblauen Augen funkelten vor Erregung.

„Ich werde bei dir als Sprechstundenhilfe arbeiten", sagte sie entschlossen, „das kann ich doch als deine Frau, nicht wahr?"

„Das wäre keine schlechte Idee", sagte er langsam, „wirklich nicht, alle Achtung, Vera!"

Sie strahlte vor Stolz wie ein Schulmädchen, das von seinem strengen Lehrer eine unerwartet gute Note bekommen hat. „Es wird wunderbar werden", rief sie, „wir werden Tag und Nacht zusammensein und . . ."

Er fiel ihr ins Wort. „Vorläufig nur am Tag, Vera. Ich halte es entschieden für besser, wir schieben die Hochzeit noch ein wenig hinaus."

Ihr Lächeln erlosch. Eine Falte grub sich in ihre glatte Stirn. „Du verlangst, daß ich mich bewähre?"

„Bestimmt nicht, Vera", sagte er rasch, „dazu hätte ich doch kein Recht. Aber ich denke, es ist richtiger, wir warten ab, bis dein Vater seine Zustimmung gibt . . . bis sich die Wogen ein wenig geglättet haben."

„Du liebst mich nicht mehr", sagte sie erbittert.

Er legte seinen Arm um ihre Schultern. „Das stimmt nicht, Vera, ich liebe dich trotz allem, was zwischen uns steht. Aber ich möchte dich nicht unglücklich machen. Gerade weil ich dich liebe. Du kommst mir vor wie ein Vogel, der aus dem Nest gefallen ist."

„Danke für die Blumen!"

Er ließ sich nicht beirren. „Lerne erst auf eigenen Beinen zu stehen. Wenn du dich in Dinkelscheidt eingelebt hast, wenn du ganz sicher bist, daß du mein Leben wirklich teilen willst . . ."

„Das bin ich jetzt schon."

„Du kennst ja mein Leben noch gar nicht, Vera! Als du dich in mich verliebtest, da war ich der junge Oberarzt mit der glänzenden Karriere, aber jetzt bin ich nur noch ein kleiner Wald- und Wiesendoktor. Das ändert alles. "

„Für mich nicht," beharrte sie.

„Dann beweise es mir! Hilf mir in meinem Beruf, steh mir zur Seite!"

Vera atmete schwer. „Klaus, ich will bei dir bleiben!"

Er fuhr an den Straßenrand, trat auf die Bremse, nahm ihren Kopf in beide Hände und küßte sie zärtlich. „Ich danke dir, Vera . . . und nun, steig aus!"

Sie warf einen Blick aus dem Fenster. „Hier wohnst du doch nicht?"

„Aber du. Der *Goldene Schlüssel* ist das beste Hotel der Stadt. Hier wirst du bleiben, bis wir ein möbliertes Zimmer für dich gefunden haben."

Seit jener Nacht, als es ihnen in gemeinsamer Anstrengung gelungen war, den kleinen Peter dem Tod zu entreißen, waren Dr. Klaus Berg und die Hebamme Kirsten Lenz bei dem vertrauten Du geblieben — allerdings gebrauchten sie es nur, wenn sie allein waren. In der Anwesenheit von Patientinnen, Ärzten oder Schwestern waren sie nach wie vor förmlich.

Kirsten war es, die darauf bestanden hatte. „Natürlich ist nichts dabei", hatte sie gesagt, „aber ein Arzt muß Respekt genießen, und man soll die Leute nie auf dumme Gedanken bringen. Das gibt nur Ärger!"

Aber als Klaus Berg sie von der Wohnung ihrer Mutter abholte, um mit ihr zusammen Peter in das Heim zu bringen, begrüßte sie ihn mit einem fröhlichen: „Hallo, Klaus! Alle Achtung, du bist aber pünktlich!"

„Du aber auch, Kirsten", sagte er anerkennend.

Sie zeigte lachend ihre kräftigen weißen Zähne. „Kunststück, ich habe ja auch ab Mittag geschlafen, während du deine Krankenbesuche machtest. Ich habe eine lange Nacht hinter mir. Zwei Entbindungen, glücklicherweise ohne Komplikationen."

Er führte sie zu seinem Auto. „Ich bin dir sehr, sehr dankbar, daß du mich begleiten willst", sagte er, „es wird nicht einfach werden."

„Ich bin ja so froh, daß ich mitkommen darf! Ich hatte schon gedacht ..." Sie stockte.

„Ach was", sagte sie mit entwaffnender Ehrlichkeit, „wozu soll ich dir etwas vormachen? Die Eingeborenentrommeln haben sich schon gerührt. Ich weiß, daß gestern ein sehr elegantes und bezauberndes junges Mädchen aus Düsseldorf angekommen ist, daß du sie im *Goldenen Schlüssel* untergebracht hast und daß sie dir in der Sprechstunde hilft! Bitte, glaube nicht, daß ich dir nachspioniere. Dinkelscheidt ist ein kleines Nest, jede Neuigkeit verbreitet sich wie ein Lauffeuer!"

Sie ging um den Wagen herum, wartete, bis er ihr von innen öffnete, stieg ein.

„Und nun willst du wissen, wer dieses junge Mädchen ist?" fragte er. „Vera Hartwig, meine Verlobte."

Kirsten lächelte. „Da ich dich nicht für einen Blaubart halte, bin ich schon selbst zu diesem Schluß gekommen."

„Sie kam ganz überraschend", sagte er, als wenn er sich entschuldigen wollte.

Kirsten setzte sich zurecht, zog den Rock über die Knie. „Ich möchte sie gern kennenlernen. Wo ist sie jetzt? Wie wäre es, wenn wir sie abholen und mitnehmen würden?"

Er ließ den Motor an, wartete, bis er sich in den Straßenverkehr einordnen konnte. „Lieber nicht."

„Und warum nicht?"

„Vera ist auf Zimmersuche."

Sie sagte nichts, aber nach einer Weile, als sie schon über die Hauptstraße fuhren, beantwortete er ihre unausgesprochenen Zweifel. „Das ist natürlich nicht der wahre Grund", sagte er, „ich nehme an, die Eingeborenentrommeln haben auch gemeldet, daß ich gestern mit ihr in der Klinik war."

„Das nicht."

„Noch nicht", sagte er, „du wirst es schon noch erfahren. Wir hatten einen Riesenkrach ... ausgerechnet auf dem Gang! Jeder konnte ihn hören!"

„Ziemlich unklug", erklärte Kirsten gelassen, „ihr solltet eure Auseinandersetzungen in Zukunft lieber in den eigenen vier Wänden austragen."

„Es ging um Peter." Dr. Bergs Gesicht war angespannt, Kirsten merkte, daß ihm das Sprechen schwerfiel. „Sie ... konnte es nicht verstehen", sagte er mühsam.

Kirsten begriff sofort.

„Ich habe jetzt die Adresse von Peters Vater", lenkte sie ab, „aber bei der Polizei teilte man mir mit, daß Schmitz nicht nach Dinkelscheidt zurückkommen wird. Er lebt jetzt in Hamburg und hat einen Makler beauftragt, den Haushalt völlig aufzulösen."

„Er hat also keinerlei Interesse an dem Jungen?"

„Sieht ganz so aus. Aber zahlen muß er natürlich."

„Den möchte ich mal zwischen die Finger kriegen", erklärte Berg.

„Mit Gewalt kann man da gar nichts machen. Ich habe ihm einen netten Brief geschrieben und an sein Gewissen und sein Vaterherz appelliert!"

„Ob das was nutzt?"

„Jedenfalls muß man es versuchen."

In der Klinik wartete Peter schon mit Ungeduld. Die Schwestern hatten ihm einen hübschen Matrosenanzug angezogen, sein blondes Haar gebürstet. Sein Gesicht glänzte geradezu vor Sauberkeit und Frische, seine blauen Augen blitzten vor Aufregung.

„Da seid ihr ja endlich!" rief er. „Ich konnte es schon kaum noch abwarten!"

Peter wußte nicht, daß er in ein Heim kommen sollte, man hatte es ihm bisher verschwiegen. Aber jetzt ließ es sich nicht länger hinauszögern, sie mußten ihm die Wahrheit sagen.

Kirsten übernahm diese schwierige Aufgabe. Sie redete mit guten, klugen Worten auf den Jungen ein, während sie ihn fest an ihr Herz drückte.

Peters Augen wurden groß, sein Mund öffnete sich wie zu einem

Schrei. Aber dann brachte er nur ein paar stammelnde Worte heraus. „In ein Heim? Nein, ich will nicht in ein Heim! Mutti . . . Mutti!"

„Es ist ja kein gewöhnliches Heim, Peter", sagte Dr. Berg, „es ist ein Heim für ganz besonders brave und kluge Kinder . . . Kinder wie dich! Dort wirst du einen künstlichen Arm bekommen und zwei künstliche Beine . . ."

„Ich will nicht! Ich will nicht!"

„Peter, Liebling!" Kirsten streichelte seinen Kopf. „Du willst doch bestimmt auch laufen können wie die anderen Kinder, nicht wahr? Denk nur mal, wie schön das sein wird . . ."

„Nein, nein! Ich will bei euch bleiben!"

„Wir können dir doch nicht richtig helfen, Peter. Wir können dich nicht zu einem Jungen machen, der Arme und Beine gebrauchen kann! Das können nur die Ärzte dort in dem schönen Heim!"

„Ihr habt mir versprochen", schluchzte Peter, „so oft habt ihr mir versprochen, ihr werdet mich nie allein lassen . . . ihr werdet euch um mich kümmern."

„Das wollen wir ja auch, Peter", sagte Dr. Berg, „wir lassen dich nicht im Stich. Wir werden dich besuchen und in den Ferien werden wir dich zu uns holen . . ."

„Das ist kein Waisenhaus, Peter", sagte Kirsten eindringlich, „die Kinder, die dort sind, haben alle Väter und Mütter, die sie liebhaben, und gerade deshalb dürfen sie in das schöne Heim, um gesund zu werden."

„Ich . . . die anderen Kinder, die sind so gemein! Sie wollen mich ja nicht . . . niemand will mit mir spielen!"

Peter war keinem Zureden zugänglich. Er weinte herzzerreißend, rief nach seiner Mutter, die ihn verlassen hatte. „Mutti, Mutti . . . ich möchte zu meiner Mutti!"

„Deine Mutti", sagte Kirsten, „ist jetzt im Himmel, das weißt du doch."

Peters Schluchzen verstummte plötzlich, er sah unwillkürlich zum Himmel hinauf, als hoffte er, seine Mutter dort oben zu entdecken.

„Du weißt doch genau, wie traurig deine Mutti immer war, weil du nicht gesunde Beinchen und Ärmchen hast wie die anderen Kinder . . . daran erinnerst du dich doch?"

Peter nickte ernsthaft.

„Und nun stell dir einmal vor, wie sie sich droben im Himmel freuen wird, wenn sie sieht, daß ihr großer Junge laufen lernt!"

Peter zog die Nase hoch. „Meinst du, ich kann es wirklich lernen?" fragte er mißtrauisch.

„Wenn dir der Arzt im Heim Prothesen anmessen läßt, das sind künstliche Beine, und wenn du immer fleißig übst . . . doch, ich glaube es", sagte Kirsten. „Und du wirst lernen, deinen gesunden Arm genauso zu brauchen, als hättest du zwei . . . vielleicht wirst du ja auch einen künstlichen Arm bekommen! Auf alle Fälle darfst du dort viel lernen und lesen und malen und singen und fröhlich sein! Es wird dir ganz bestimmt gefallen, paß nur auf."

„Und wenn es ganz schrecklich dort ist? Holt ihr mich dann wieder ab?"

„Ehrenwort", sagte Kirsten und drückte das gesunde Händchen des Jungen.

Damit war das Schlimmste überstanden. Während der Weiterfahrt weinte Peter zwar noch, aber seine Tränen waren nur noch wie ein milder kleiner Regen nach einem gewaltigen Unwetter. Er hatte begonnen, sich in das Unvermeidliche zu fügen, wenn er auch immer noch tief beunruhigt war.

Der Abschied ging dann sehr schnell. Eine freundliche ältere Schwester nahm Peter in Empfang, brachte ihn sofort in das Spielzimmer zu den anderen Kindern, erzählte ihm, daß er schon sehnsüchtig erwartet würde. Als Dr. Berg und Kirsten ihn, nachdem sie mit dem leitenden Arzt, Dr. Kremser, gesprochen hatten, noch einmal sehen wollten, winkte sie lächelnd aber energisch ab. „Es würde ihn nur aufregen", sagte sie, „und Ihnen würde es das Herz schwer machen!"

Auf der Rückfahrt war Dr. Berg sehr schweigsam, und Kirsten versuchte nicht, ihn in seinen Gedanken zu stören.

„Ich habe ein schlechtes Gewissen", sagte er, als die Stadt schon wieder in Sicht kam, ganz unvermittelt.

„Weil wir Peter zuviel versprochen haben? Ich bin sicher, Klaus, daß Dr. Kremser wirklich alles tun wird, um ihm zu helfen, und die Schwester war auch ganz besonders nett."

„Ich weiß nicht, ob ich mich in Zukunft so um den Jungen kümmern kann, wie ich es eigentlich möchte und müßte", antwortete Dr. Berg. „Ich hätte ihn so gern in den Ferien zu mir genommen, aber . . ." Er ließ das Ende des Satzes unausgesprochen.

Aber Kirsten verstand ihn auch so. „Ich werde es tun", sagte sie, „ich habe meiner Mutter schon von Peter erzählt. Sie wird ihn gern betreuen, wenn ich unterwegs bin. Du brauchst dir deswegen keine Gedanken zu machen, Klaus. Ich werde ihn bestimmt nie im Stich lassen."

„Solange du unverheiratet bist, sicher nicht, aber wenn erst mal ein Mann kommt, der . . ."

„Ich werde niemals einen Mann heiraten, der kein Herz für Kinder hat", sagte Kirsten mit fester Stimme, „niemals! Du kannst unbesorgt sein."

Dr. Berg verstand nicht, warum ihn diese Erklärung wie ein schmerzlicher Vorwurf traf.

7

Vera Hartwig hatte sich mit Ehrgeiz in die ihr ganz ungewohnte Arbeit als Sprechstundenhilfe gestürzt. Sie wollte sich selbst, sie wollte ihrem Verlobten und auch ihren Eltern beweisen, daß viel mehr in ihr steckte, als alle glaubten.

Dr. Klaus Berg beobachtete sie mit Freude. Es machte ihm Spaß, ihr alle Kniffe und Handgriffe zu zeigen, festzustellen, wie schnell Vera begriff. Sie sah reizend aus in ihrem kurzen, enggegürteten weißen Kittel, und ihre etwas wichtigtuerische Art brachte ihn oft zum Schmunzeln.

Merkwürdigerweise nahm auch der Strom der Patientinnen zu, seit Vera in seiner Praxis arbeitete. Dr. Berg wußte wohl, daß es die Neugier war, die die Frauen zu ihm trieb, aber er nutzte die Gelegenheit, ihr Vertrauen zu gewinnen. Der neue Zulauf hatte natürlich auch den Nachteil, daß die morgendliche Sprechstunde sich oft über die Mittagszeit hinausdehnte und ihm dann, vor den unumgänglichen Hausbesuchen, kaum Zeit blieb, hastig sein Essen hinunterzuschlingen.

Eines Tages ging es, als er endlich dazu kam, auf seine Armbanduhr zu blicken, schon auf zwei zu. Vera hatte eine Mutter, die ihr krankes Mädchen zur Behandlung gebracht hatte, gerade hinausbegleitet. Als sie wieder ins Sprechzimmer kam, bemerkte er, daß sie sehr blaß war.

„Na, was ist?“ fragte er. „Müde?“

„Eigentlich nicht“, sagte sie tapfer, „nur . . . die Füße!“

Er zündete sich eine Zigarette an, nahm ein paar Züge. „Daran wirst du dich schon noch gewöhnen, Liebes.“

„Hoffentlich!“

Er reichte ihr die brennende Zigarette. „Wieviel sind denn noch draußen?“

„Nur noch eine“, sagte sie, zwischen zwei Zügen, „ein Fräulein Emma Kolbe.“ Sie reichte ihm die Karteikarte.

Dr. Berg warf einen kurzen Blick darauf, versuchte, sich zu erinnern. Die Patientin war erst einmal bei ihm gewesen, vor sechs Wochen, einer der ersten Fälle, mit denen er in seiner neuen Praxis zu tun gehabt hatte. Er hatte sie untersucht, die Blutgruppe bestimmt. Sie war im achten Monat gewesen.

„Verdammt", sagte er, „die hätte schon längst zur Kontrolluntersuchung kommen sollen!"

„Ist denn das so wichtig?" fragte Vera.

„Und ob! Die Franzosen machen das richtig. Da bekommt keine Schwangere finanzielle Unterstützung zur Geburt, wenn sie sich nicht regelmäßig untersuchen läßt." Er steckte die Karteikarte zurück. „Na, führ sie herein!"

Vera gab ihm die Zigarette zurück, er nahm noch einen Zug, drückte sie aus, als Vera schon die Hochschwangere ins Zimmer führte. Emma Kolbe war sehr blaß.

„Guten Tag, Herr Doktor", sagte sie leise und stockend, „ich ..."

„Na, fein, daß Sie endlich einmal wieder den Weg zu mir gefunden haben! Haben Sie denn ganz vergessen, was ich Ihnen gesagt hatte? Jetzt sind Sie ja schon zehn Tage über den Termin! Ist Ihnen das wenigstens aufgefallen?"

Die Schwangere sagte kein Wort, sie preßte die Lippen zusammen, ihr Gesicht verkrampfte sich, sie krümmte sich zusammen.

Eine Sekunde lang war Dr. Berg sprachlos. „Ja, ist denn das die Möglichkeit!" brachte er endlich heraus.

Mit starken Armen hob er die Patientin auf das Untersuchungssofa.

„Seit wann haben Sie die Wehen? Schon seit gestern abend? Und da kommen Sie erst ..." Er unterbrach sich mitten im Satz, weil ihm plötzlich auffiel, daß die Wehe immer noch nicht aufgehört hatte und die Patientin mitzupressen schien.

„Vera!"

Dr. Berg streifte den Rock der Patientin hoch, tastete mit beiden Händen den Leib ab, spürte, wie er langsam wieder weich wurde. Der Rücken des Kindes war zu spüren, der Kopf mußte schon tief in das kleine Becken eingetreten sein, die Geburt war also schon im vollen Gang.

„Freimachen! Kissen unter das Gesäß!"

Vera begriff nicht. „Aber ...", sagte sie töricht.

„Das sind Austreibungswehen!" schrie er. „Los! Mach! Hilf mir!"

Mit zitternden Händen zog Vera der Patientin den Mantel aus, das Kleid über den Kopf, rannte im Zimmer herum, um ein Kissen zu finden, schob es der Patientin unter. Dr. Berg benutzte die Wehenpause, um die kindlichen Herztöne zu hören. Sie waren verhältnismäßig langsam, und das so kurz nach einer Wehe!

„Gummischürze!“ rief er. „Hilf mir doch aus dem Mantel! Ich brauche einen zweiten sterilen Handschuh ... na, du weißt doch, wo sie sind!“

Es schien endlos zu dauern, bis Vera alles begriffen hatte, aber tatsächlich waren es nur Sekunden. Noch während Dr. Berg die Patientin vaginal untersuchte, setzte die nächste Wehe ein und der Kopf des Kindes wurde sichtbar.

„Ruhig atmen, Emma ... einen Augenblick nicht mitpressen!“ Ohne sich umzusehen, brüllte er Vera zu: „Gib mir ein steriles Tuch ... rasch!“

Die Patientin saß auf dem zusammengerollten Kissen, die Beine angezogen.

„Halt dich an den Knöcheln fest, Emma“, rief Dr. Berg. „Ja, so ist's richtig ... so geht's am besten!“

Die nächste Wehe kam mit großer Heftigkeit.

„Kopf auf die Brust und tüchtig mitpressen!“ befahl Dr. Berg. Mit der rechten Hand versuchte er dem austretenden Kopf den Weg zu erleichtern. „Nur jetzt nicht nachlassen! Mitdrücken, mitdrücken! Gleich haben wir's!“

Die junge Patientin war wirklich tapfer. Kein Stöhnen kam über ihre Lippen, kein Schrei. Jetzt erst verstand Dr. Berg, wieso es keiner der anderen Patientinnen im Wartezimmer aufgefallen war, was sich da vor ihren Augen abspielte. Niemand hatte das stille junge Mädchen beachtet, das, von Wehen gepeinigt, im Vorraum auf und ab lief, um die Wartezeit und die immer schlimmer einsetzenden Wehen zu überstehen.

Eine kurze Erholungspause, und wieder eine neue Preßwehe. Der kindliche Kopf stand jetzt so, daß er das Gewebe stark vorwölbte. Durch den Druck wurde der Damm ganz blaß — ein sicheres Zeichen dafür, daß er bald einreißen würde.

„Schwester, Schere!“ forderte er.

Vera, völlig verwirrt, reichte ihm eine Verbandsschere.

„Nicht die!“ brüllte er. „Verdammt, es handelt sich hier um eine Geburt und nicht um einen verletzten Finger! Bring meine Bereitschaftstasche, mach sie auf ... da, siehst du, hier vorn ... ganz links!“

Endlich hatte er die Schere. Mit dem Zeige- und Mittelfinger der linken Hand fuhr er, hart am kindlichen Kopf vorbei, hinter den Damm, spreizte die Finger und gewann so einen Raum, in den er schneiden konnte, ohne das Kind zu verletzen. Er wartete ab, bis die Wehe ihren Höhepunkt erreicht hatte; in dem Augenblick, da der Damm durch die Anspannung praktisch unempfindlich geworden war, schnitt er. Die junge Mutter stieß einen Laut aus, einen kleinen, fast glücklichen Schrei.

Dr. Berg warf die Schere fort, denn langsam schob sich der kleine Kopf jetzt aus dem Geburtskanal, das mit schwarzen Härchen verklebte Hinterhaupt, das Gesichtchen nach unten ...

Sobald der Kopf ganz ausgetreten war, nahm Dr. Berg ihn in beide Hände, drehte ihn sachte so, daß das Gesicht zum Oberschenkel der Mutter schaute. Durch diese Drehung um neunzig Grad half er den Schultern durch das Längsoval des Beckens. Er zog nicht, er leitete nur, denn die Kraft der Wehen war so groß, daß er bremsen mußte, um zu verhindern, daß der Damm nicht doch noch, trotz des Schnittes, einriß.

Jetzt wurde die vordere Schulter sichtbar. Dr. Berg drehte den kleinen Kopf, den er nun quer in den flachen Händen hielt, noch etwas weiter in Richtung auf den Fußboden, hob ihn an und — hob so auch die hintere Schulter über den Damm.

Alles andere war nur noch ein Kinderspiel. Als die beiden Schultern im Freien waren, glitt der restliche Körper leicht aus dem Geburtskanal.

Kaum seinem bisherigen Heim entronnen, zog das Neugeborene — es war ein kleiner Junge — die schlaffen Gliedmaßen kräftig an, verzog sein faltiges Gesichtchen und ließ ein paar kräftige Schreie los. Damit nicht genug: sein winziges Glied hob sich, ein gelber Strahl schoß in hohem Bogen durch den Raum und traf Vera, die mit der geöffneten Bereitschaftstasche neben Dr. Berg stand, mitten auf den weißen Kittel.

Dr. Berg lachte. Er konnte Veras Gesicht nicht sehen.

„Die Kornzangen, rasch“, sagte er, „ein Tuch!“

Er klemmte die Nabelschnur ab, durchschnitt sie, wickelte den kleinen Kerl ein und legte ihn der jungen Mutter in die Arme.

Emma Kolbe sah mit großen, ungläubigen Kinderaugen auf das kleine Menschlein in ihren Armen. Langsam traten Tränen in ihre Augen, kullerten ihr über die Wangen, während der Kleine aus Leibeskräften schrie und am ganzen Körper vor Anstrengung zitterte.

Dr. Berg betrachtete die beiden, und ein starkes Glücksgefühl erfüllte sein Herz. „Gratuliere“, sagte er heiser, „ihr wart wunderbar, alle beide!“

Die junge Mutter lächelte unter Tränen. „Danke, Herr Doktor! Es war . . . ich hätte nie gedacht . . .“

„Schon gut! Sie haben das großartig gemacht!“ Jetzt erst dachte er daran, sich nach Vera umzusehen. „Nicht wahr, Schwester?“

Seine Freude verflog jäh. Er sah, daß Vera sich kaum noch auf den Beinen halten konnte. Sie war fast grün im Gesicht, hatte die Zähne in die Lippen gebohrt, schwankte leicht.

„Vera, du wirst doch jetzt nicht schlapp machen?“ Er streifte die blutigen Gummihandschuhe ab, nahm eine Kognakflasche und ein Glas aus seinem Schreibtisch, füllte das Glas bis zum Rand, hielt es ihr an den Mund. Veras klappernde Zähne stießen gegen das Glas, nur mit Mühe konnte er ihr das belebende Getränk einflößen. „Schon besser?“ fragte er.

„Ich . . . sei mir nicht böse, ich . . . ich kann einfach nicht mehr“, stieß sie mühsam hervor.

„Setz dich“, sagte er, „das hätte gerade noch gefehlt, daß du jetzt umfällst! Schließ die Augen und atme tief durch . . . ich werde erst mal allein weitermachen!“

Vera tat, was Dr. Berg ihr geraten hatte. Als sie die Augen wieder öffnete, sah sie, daß er nicht mehr bei ihr war. Er hatte das Sitzkissen unter der Patientin mit einer Schüssel vertauscht. Rasch schloß Vera die Augen wieder, bevor noch die Nachgeburt kam. Ihr war sterbenselend, und es dauerte eine ganze Weile, bis sie sich einigermaßen erholt hatte.

Die Patientin lag jetzt lang ausgestreckt, Dr. Berg hatte die blutige Gummischürze ausgezogen, wusch sich die Hände. Ihre Augen trafen sich im Spiegel über dem Waschbecken.

„Geht's jetzt wieder, Vera?“ fragte er. „Wunderbar! Dann kannst du mir helfen, die Patientin in den Behandlungsraum hinüberzubringen. Ich muß noch nähen.“

„Ich“, stammelte Vera mit zitternden Lippen, „es tut mir so leid . . .“

„Mach dir keine Gedanken, Liebes, es war ein bißchen viel auf einmal, ich weiß.“ Er lächelte ihr ermutigend zu. „Jetzt hast du's mal gesehen! Es ist nicht so einfach, eine richtige Arztfrau zu werden!“

Die Herren von der Düsseldorfer Kriminalpolizei begnügten sich nicht damit, Professor Hartwig zu befragen. Als das Ergebnis der amtsärztlichen Untersuchung Frau Rainers vorlag, kamen sie wieder.

Auch der Amtsarzt hatte zwar keine Spur des verschwundenen Tuches entdecken können, aber es hatte sich auch nichts ergeben, das den Verdacht einer fahrlässigen Körperverletzung entkräftet hätte.

Kriminalkommissar Schubert und sein Assistent strichen durch die ganze Klinik, stellten viele Fragen, um sich ein Bild machen zu können, nahmen jede Schwester, die bei der fraglichen Operation anwesend gewesen war, einzeln vor, kamen auch zu Dr. Günther Gorski, der inzwischen in die Räume des Oberarztes gezogen war.

Dr. Gorski empfing die beiden Herren mit einem Ernst, der der Situation angemessen war, gleichzeitig aber auch mit ausnehmender Höflichkeit, bat sie, in der Sitzecke seines Sprechzimmers Platz zu nehmen, bot Zigaretten an.

„Tja“, sagte er und rieb sich die schmalen, gepflegten Hände, „ich will Ihnen nichts vormachen, meine Herren. Ich weiß natürlich, weshalb Sie zu mir gekommen sind. Ein sehr unangenehmer, ja, ein tragischer Fall. Die arme Frau. Wirklich, sehr, sehr tragisch.“

Kriminalkommissar Schubert sah ihn aus aufmerksamen, ruhigen Augen an. „Sie nehmen also an, daß Dr. Berg tatsächlich das fragliche Tuch im Leib der Patientin vergessen hat?“

Dr. Gorski sprang auf. „Ich? Wie kommen Sie darauf? Wie können Sie ...“

Der Kriminalkommissar fiel ihm ins Wort. „Entschuldigen Sie bitte, da scheinen wir uns mißverstanden zu haben!“

„Aber unbedingt“, erklärte Dr. Gorski, „wie käme ich dazu, einen Kollegen zu beschuldigen?“

„Nun gut, fangen wir also von vorn an. Setzen Sie sich doch wieder hin.“ Kriminalkommissar Schubert gab seinem Assistenten einen Wink, der daraufhin sein Notizbuch zückte. „Meine erste Frage ...“

„Moment mal!“ Dr. Gorski ließ die Zigarette, die er sich gerade zwischen die Lippen stecken wollte, wieder sinken. „Darf ich Ihnen einen Vorschlag machen? Es wäre doch viel besser, wenn Sie sich mit Dr. Berg direkt über die Vorgänge unterhalten würden. Er muß doch schließlich am besten wissen ...“

„Nur keine Sorge. Das werden wir schon noch tun. Jetzt möchten wir zuerst einmal hören, was Sie als Zeuge zu sagen haben. Hat Doktor Berg verlangt, daß die benutzten Tücher, wie es bei solchen Operationen üblich ist, gezählt wurden?“

Dr. Gorski zuckte die Schultern. „Darüber kann ich leider nichts sagen.“

„Was soll das heißen?"
„Daß ich eine dahinzielende Aufforderung Dr. Bergs nicht gehört habe. Das beweist aber nicht, daß sie nicht doch gefallen sein könnte."
„Aber Sie haben jedenfalls nichts gehört?"
„Nein. Und, um Ihrer nächsten Frage gleich zuvorzukommen, ich habe auch nicht gehört, daß die OP-Schwester eine entsprechende Meldung erstattet hätte."
„Aber das hätten Sie doch unbedingt, wenn es wirklich geschehen wäre, hören müssen?"
„Ja", sagte Dr. Gorski ruhig und zündete sich seine Zigarette an.
Kriminalkommissar Schubert beugte sich vor. „Das heißt also, Doktor Berg hat den offenen Leib der Patientin wieder zugenäht, ohne sich vergewissert zu haben, daß alle Tücher wieder da waren?"
„Ja", sagte Dr. Gorski wieder.
„Und Sie würden das auch vor Gericht aussagen? Sie würden es auf Ihren Eid nehmen?"
Dr. Gorski sah dem Kriminalkommissar gerade in die Augen.
„Ja", sagte er, „das kann ich jederzeit beschwören!"
„Danke. Dr. Gorski", sagte Kriminalkommissar Schubert, „das bringt uns einen großen Schritt weiter."
Sein Assistent blickte von seinen Notizen auf. „Ihre Aussage schließt aber nicht aus", sagte er, „daß Dr. Berg die Tücher selbst gezählt haben könnte . . . oder?"
Dr. Gorski antwortete nicht sogleich. „Nein", sagte er nach einer kleinen Pause.
Kriminalkommissar Schubert beobachtete ihn scharf. „Das klingt aber ein bißchen zögernd, Herr Doktor!"
„Ich habe natürlich keine Ahnung, was Dr. Berg während der Operation gedacht hat. Sie überfordern mich, wenn Sie dazu eine Stellungnahme von mir erwarten."
„Sie arbeiten doch selbst als Chirurg", sagte Kriminalkommissar Schubert, „pflegen Sie die Mullkompressen in Gedanken mitzuzählen?"
„Ja, schon", gab Dr. Gorski zu, „zur Kontrolle. Aber letzten Endes verläßt man sich ja doch auf die Schwester."
„Ich verstehe." Kriminalkommissar Schubert erhob sich. „Das wär's dann. Haben Sie nochmals vielen Dank, Herr Doktor. Und entschuldigen Sie die Störung."
Auch Dr. Gorski stand auf. „Ich stehe Ihnen selbstverständlich jederzeit zur Verfügung", sagte er geschmeidig, „Sie werden verstehen, daß

ich, schon im Interesse der Klinik, sehr viel Wert darauf lege, daß dieser tragische Fall so bald wie möglich vollkommen geklärt wird."

„Ihr Chef", sagte der Assistent und steckte den Kugelschreiber und das Notizbuch ein, „scheint in diesem Punkt nicht ganz Ihrer Meinung zu sein, Herr Doktor. Ich habe den Eindruck, daß er die ganze Sache am liebsten niedergeschlagen sehen möchte."

Dr. Gorski lächelte überlegen. „Das ist doch durchaus verständlich."

„So?" Kriminalkommissar Schubert hob fragend die Augenbrauen.

„Er fürchtet um den Ruf der Klinik, und dann ..." Dr. Gorski stockte.

„Sprechen Sie ruhig weiter", sagte der Kriminalkommissar, „alles, was Sie zu dem Fall zu sagen haben, interessiert uns. Auch wenn Sie Ihrer Meinung nicht ganz sicher sein sollten."

„Nun, ehrlich gestanden, ich habe den Eindruck", erklärte Doktor Gorski mit gutgespielter Überwindung, „daß Professor Hartwig sich selbst die schwersten Vorwürfe macht. Er wußte ja, daß Berg nicht mehr ganz nüchtern war ..."

„Und er hat ihn trotzdem operieren lassen?"

„Ja, das ist eben der springende Punkt. Tatsächlich konnte er sich schlecht anders entscheiden. Immerhin war Berg damals noch Oberarzt der Klinik. Es hätte sozusagen gegen das Reglement verstoßen, ihm einen anderen Arzt vorzuziehen."

„Gab es denn überhaupt einen anderen Arzt im Bereich der Klinik", fragte der Assistent, „der für diese Operation in Frage gekommen wäre?"

„Aber selbstverständlich. Ich hatte mich ja erboten, die Operation vorzunehmen. Immerhin war ich ja wohl der einzig Nüchterne an diesem Abend. Mehr als einen Schluck Sekt hatte ich nicht getrunken."

„Man hat Sie also übergangen?" fragte der Kriminalkommissar mit ausdruckslosem Gesicht.

„Keineswegs. Professor Hartwig konnte sich lediglich nicht entschließen, seinen Oberarzt zu übergehen. Ich bin sicher, daß er sich jetzt, nachträglich, die schwersten Vorwürfe deswegen macht. Wer hätte allerdings eine solche Katastrophe voraussehen können!"

Als die beiden Männer von der Kriminalpolizei wenige Minuten später gegangen waren, blieb Dr. Gorski, die Klinke der Tür, die er eben hinter ihnen zugedrückt hatte, noch in der Hand, sekundenlang regungslos stehen.

Sein schmales, dunkles Gesicht war angespannt. Er versuchte das ganze Gespräch in allen Einzelheiten zu rekonstruieren. Hatte er zuviel gesagt? Wäre es nicht besser gewesen, nur die Fragen zu beantworten, sich auf kurze Auskünfte zu beschränken?

Als an die Tür geklopft wurde, schrak er zusammen. Aber blitzschnell hatte er sich wieder in der Gewalt, ließ die Kognakflasche und das Glas verschwinden, bevor er „Herein" sagte.

Die Tür wurde einen Spaltbreit geöffnet, und Schwester Edeltraut schlüpfte ins Zimmer, ein junges, blondes, sehr schüchternes Mädchen, das darunter litt, daß sie, trotz ihrer zwanzig Jahre, bei jeder passenden und unpassenden Gelegenheit errötete und deswegen einigen Spott von den Kolleginnen und auch von den jüngeren Ärzten auszustehen hatte.

Auch jetzt wieder wurde sie puterrot, wußte nicht, was sie mit ihren Händen anfangen sollte, blickte gequält zu Boden.

Dr. Gorski war sich nicht darüber klar, wen er eigentlich erwartet hatte, aber das Erscheinen dieses harmlosen Mädchens erfüllte ihn mit Erleichterung.

„Na, Schwester", sagte er, „was gibt's?"

„Herr Doktor", stammelte sie, „es ist mir so furchtbar peinlich ..." Sie stockte.

„Immer heraus mit der Sprache", sagte er lächelnd, „so schlimm wird's schon nicht sein!" Er ging um den Schreibtisch herum, trat auf sie zu. „Seh ich denn so aus wie einer, der Ihnen den Kopf abreißt?"

„Nein ... eben deshalb. Sie waren immer so nett zu mir, und ..."

Er legte ihr die Hand unter das Kinn, wollte sie zwingen, ihn anzusehen, aber sie hielt die Lider gesenkt. „Was haben Sie angestellt? Ein Tablett fallen lassen? Morphiumampullen verlegt? Oder sich mit einer Patientin zerstritten?"

„Wenn es das nur wäre ..." Dicke Tränen perlten aus Schwester Edeltrauts geschlossenen Lidern.

„Kommen Sie, kommen Sie", sagte er, „ich habe keine Zeit, mich den ganzen Tag mit Ihnen zu befassen! Die Herren von der Polizei haben mich schon lange genug aufgehalten ..."

Schwester Edeltraut schluchzte auf. „Bei mir waren sie auch! Gestern! Drei Stunden lang haben sie mich verhört ... ich habe die ganze Nacht nicht schlafen können."

Dr. Gorski nahm seine Hand von ihrem Kinn, sein Gesicht verzerrte sich. Aber sie sah es nicht, weil ihre Augen voller Tränen standen. „Sind Sie deshalb zu mir gekommen?“ fragte er tonlos.

„Ja, Herr Doktor ... bitte, bitte, Sie dürfen mir nicht böse sein ...“

Er wandte sich ab, ging zum Tisch, stäubte die Asche seiner Zigarette ab. „Warum sollte ich denn?“ fragte er, ohne sie anzusehen.

„Dieser Kriminalkommissar hat mich so in die Zange genommen, richtig ausgequetscht hat er mich, ganz verrückt gemacht, bis ich schon gar nicht mehr wußte, was ich eigentlich sagte ...“

Er fuhr herum, starrte sie an. Seine dunklen Augen funkelten in dem schmalen Gesicht, aus dem alles Blut gewichen war. „Was, zum Teufel, haben Sie denn gesagt?“ fuhr er sie an, außerstande, sich länger zu beherrschen.

Der Schreck ließ ihre Tränen versiegen. Sie schnappte nach Luft, unfähig, ein Wort herauszubringen.

„Entschuldigen Sie“, sagte er mühsam, „aber Sie können einen schon wirklich nervös machen. Ich wollte Sie nicht so anschreien ... also los, erzählen Sie schon!“

Schwester Edeltraut zog ein Taschentuch aus ihrer blendendweißen Schürze, tupfte sich die Tränen ab, putzte sich die Nase. „Ich mußte ihnen alles ganz genau beschreiben“, sagte sie, „immer und immer wieder haben sie mich nach jeder Einzelheit gefragt ... wo die OP-Schwester gestanden hat, als der Herr Oberarzt die Tücher entfernt hat, was der Anästhesist in diesem Augenblick gemacht hat, womit ich und Schwester Hilde beschäftigt waren und ... was Sie taten, Herr Doktor!“

„Na ja, und das haben Sie dann auch erzählt! Was ist schon weiter dabei?“

„Aber sie wollten doch alles wissen! Und da ... da habe ich ihnen auch gesagt, daß Sie sich gebückt haben!“

Mit einer fahrigen Bewegung stieß Dr. Gorski den Aschenbecher vom Tisch.

Schwester Edeltraut stürzte herbei, um die Stummel aufzusammeln, und das gab ihm Gelegenheit, sich wieder zu fassen.

„Danke“, sagte er, als sie den Aschenbecher wieder auf den Tisch stellte und sich mit hochrotem Kopf aufrichtete, „also, ganz ehrlich, ich verstehe nicht recht ... wie kommen Sie darauf, daß ich mich gebückt hätte?“

Schwester Edeltraut wandte ihm ihr verheultes kleines Gesicht zu. „Aber das haben Sie doch getan!“

„Ausgeschlossen!“

„Ganz bestimmt“, beharrte sie, „ich habe es deutlich gesehen, aber natürlich fiel es mir nicht weiter auf, weil . . . weil es doch so schlecht um die Patientin stand und ich auch ein bißchen aufgeregt war. Aber dann, als der Kriminalkommissar immer weiter bohrte, ob ich nicht doch etwas Ungewöhnliches bemerkt hätte, da erinnerte ich mich plötzlich.“

„Und Sie haben es ihm gesagt?“

„Ja! Ich war so verwirrt und dann . . . es ist doch wirklich sehr ungewöhnlich, wenn ein Arzt sich während einer Operation zum Boden bückt . . . wo er doch die sterilen Handschuhe anhat und alles!“

Dr. Gorski drückte seine Zigarette aus. „Sonderbar“, sagte er, „sehr sonderbar. Ich kann mich beim besten Willen nicht daran erinnern.“

„Vielleicht ist Ihnen ein Taschentuch hinuntergefallen und Sie haben es aufgehoben?“ fragte Schwester Edeltraut.

„Haben Sie diese Möglichkeit auch dem Kriminalkommissar erzählt?“

„Nein. Er fragte mich, ob Sie etwas aufgehoben hätten. Aber das wußte ich ja nicht. Ich habe ja nur gesehen, wie Sie sich gebückt haben, und dann sagte Schwester Hilde etwas zu mir, und ich sah wieder weg.“

Dr. Gorski biß sich auf die Lippen. „Was hat der Kriminalkommissar noch gefragt?“

„Immer wieder dasselbe. Ob Sie vielleicht doch etwas aufgehoben und eingesteckt hätten, aber darauf konnte ich natürlich nicht antworten. Ich habe auch gar nicht begriffen, was er damit wollte . . . aber dann, heute nacht, habe ich plötzlich das Gefühl gehabt, als ob . . .“

„Reden Sie weiter, Schwester! Sie müssen mir jetzt alles sagen!“

Mit niedergeschlagenen Augen begann Schwester Edeltraut: „Als ob der Kriminalkommissar geglaubt haben könnte, Sie, Herr Doktor, hätten eines der Tücher aufgehoben und verschwinden lassen! Und da . . . da habe ich überhaupt erst begriffen, was ich mit meinem dummen Gerede angestellt habe!“

Dr. Gorski atmete tief durch. „Ist das alles, was Sie mir anvertrauen wollten, Schwester?“

„Ja. Ist es sehr schlimm? Werden Sie mich jetzt . . . entlassen?“

Dr. Gorski lächelte. „Aber, aber, Schwester Edeltraut! Ich entlasse doch niemanden, nur weil er die Wahrheit gesagt hat! Im Gegenteil, Sie haben ganz recht daran getan, dem Kriminalkommissar alles zu erzählen.“

Schwester Edeltrauts Augen leuchteten auf. „Wirklich?" fragte sie, geradezu überwältigt vor Erleichterung.

„Ja, man darf niemanden belügen, vor allem keine Polizisten."

„Nein, Herr Doktor."

„Da sehen Sie! Ich bin unschuldig, also, was kann mir so ein Verdacht schon schaden? Nichts. Es ist mir ganz egal, was die Herren von der Polizei sich denken. Aber ich bin Ihnen sehr dankbar, daß Sie es mir erzählt haben, Schwester Edeltraut."

„Und Sie sind mir nicht böse?"

„Ganz bestimmt nicht." Er legte seinen Arm um ihre Schulter und brachte sie zur Tür. „Sie haben sehr gut beobachtet. Inzwischen ist es mir nämlich wieder eingefallen, ich habe mich wirklich gebückt ..."

„Ja?"

„Meine Schnürsenkel waren aufgegangen, ich war darauf getreten und beinahe gestolpert. Deshalb bückte ich mich, um sie wieder zuzubinden ... aber dann fiel mir ein, daß ich sie ja nicht anfassen durfte und richtete mich wieder auf, bevor ich sie noch berührt hatte. Das ist alles. Zu dumm, nicht wahr? Und wegen so etwas haben Sie weinen müssen!"

Schwester Edeltraut lächelte ihn an. „Ich bin ja so froh, Herr Doktor ... so froh, daß jetzt alles in Ordnung ist!"

Sobald sie das Zimmer verlassen hatte, war sein Gesicht grau, gezeichnet von Furcht und Erschöpfung.

Frau Liselotte Mengede kam zum erstenmal in Dr. Bergs Praxis. Sie war eine gepflegte, saubere, wenn auch ein wenig abgearbeitete Frau. Vera hatte eine neue Karteikarte für sie angelegt. Sie reichte sie Doktor Berg, bevor sie die Patientin hereinführte. Er überflog die Eintragungen, stellte fest, daß Frau Mengede siebenunddreißig Jahre alt war, verheiratet, drei Kinder zur Welt gebracht und bisher keine schweren Krankheiten durchgemacht hatte.

Als die Patientin jetzt, von Vera begleitet, hereinkam, merkte er sofort, daß sie sehr nervös und bedrückt war. Das Lächeln, mit dem sie ihn begrüßte, wollte nicht ganz gelingen.

„Bitte, setzen Sie sich doch, Frau Mengede", sagte er freundlich, „was führt Sie zu mir?"

„Ich ... bitte, lachen Sie mich nicht aus, vielleicht bilde ich mir alles nur ein, aber ich glaube, irgend etwas ist mit mir nicht in Ordnung!"

„Was ist es, das Ihnen Sorgen macht?"

Frau Mengede warf einen scheuen Blick zu Vera. „Es kommt mir so vor, als wenn ein Knoten in meiner linken Brust säße", sagte sie tonlos.

„Und wann haben Sie das festgestellt?"

„Vor . . . na ja, vor etwa einem Monat!"

„Sie hätten damals gleich zu mir kommen sollen, Frau Mengede!"

Die Augen der Patientin waren dunkel vor Angst. „Glauben Sie, daß es etwas Schlimmes ist?"

„Aber nein", sagte Dr. Berg beruhigend, „woher sollte ich das wissen, ohne Sie überhaupt untersucht zu haben? Nur, es ist immer besser, wenn man mit jedem Wehwehchen gleich zum Doktor kommt."

Es klingelte an der Außentür, und Vera verließ das Zimmer.

Als die Patientin hinter dem Wandschirm hervorkam, konnte Doktor Berg zunächst nichts Auffälliges an ihr entdecken. Erst als er ganz genau hinsah, fiel ihm auf, daß die Haut unterhalb der Brustwarze, an der Außenkante, nicht glatt war. Ein mittelgroßer Bezirk hatte das Aussehen einer Apfelsinenschale.

Dr. Berg ließ sich nichts anmerken. „Stemmen Sie doch, bitte, mal die Arme an die Hüften", sagte er.

Frau Mengede folgte der Aufforderung. Durch diese Haltung wurde die Brustmuskulatur angespannt und die Brüste angehoben. Tatsächlich zeigte dabei die linke Brust einen etwas deutlicheren Anstieg der Brustwarze, auch der veränderte Hautbezirk wölbte sich leicht vor.

Dr. Berg tastete zunächst einmal die rechte Brust ab, spürte nichts Verdächtiges. Die linke Brust jedoch zeigte etwas außer- und unterhalb der Brustwarze einen derben Knoten. Die Geschwulst ließ sich über dem Knoten nicht verschieben.

Es schien sich um ein sogenanntes Mammakarzinom zu handeln, einen Brustkrebs. Dr. Berg war sich seiner Diagnose ziemlich sicher, aber sein Gesicht verriet nichts.

Er tastete die Lymphknoten in der Achselhöhle ab. Er wußte: wenn die sonst kaum tastbaren Lymphknoten hart und derb waren, so war das ein Zeichen, daß schon Tochtergeschwülste bestanden. Aber das war nicht der Fall, und dadurch stiegen die Heilungsaussichten der Patientin beträchtlich. Allen Anzeichen nach war der Krebs jetzt noch operabel.

Frau Mengede war jeder seiner Bewegungen mit angstgeweiteten Augen gefolgt. Jetzt fragte sie: „Was ist?"

„Wir müssen schleunigst etwas unternehmen. Es handelt sich um einen Tumor . . .“

„Also . . . Krebs!“

Die Patientin schrie es fast.

Vera, die wieder ins Zimmer gekommen war, hatte diesen Ausruf gehört. Sie blieb erschrocken in der Tür stehen.

„Das ist durchaus nicht gesagt“, erklärte Dr. Berg, „aber operieren müssen wir trotzdem. Der Chirurg wird während der Narkose ein Stück des Tumors herausschneiden, histologisch untersuchen . . . dann erst läßt sich unterscheiden, ob die Geschwulst vielleicht doch gutartig ist!“

„Und wenn nicht? Wenn es sich um Krebs handelt?“

Dr. Berg verstand, was in der Patientin vorging, er verstand sie nur zu gut. Dennoch durfte er nicht zögern, ihr die Wahrheit zu sagen. „Dann“, erklärte er, „müßten wir die Brust entfernen.“

„Nein!“ Frau Mengede schlug unwillkürlich schützend beide Arme über die nackte Brust.

„Bitte“, sagte Dr. Berg, „es hat doch keinen Zweck . . .“

„Nein, lieber will ich sterben . . . als mein ganzes Leben . . .“ Frau Mengedes Stimme brach. „Ich würde keine richtige Frau mehr sein, Herr Doktor, wissen Sie, was das für mich bedeutet? Mein Mann ist doch noch jung, ich kann ihm nicht zumuten . . .“

„Frau Mengede“, sagte Dr. Berg, „jetzt denken Sie doch auch einmal an Ihre Kinder! Wollen Sie die denn allein lassen? Und Ihr Mann, er liebt Sie doch sicher . . .“

„Ja, aber gerade deshalb, dann wäre doch alles aus! Bitte, Herr Doktor, bitte nicht den Busen wegoperieren!“

„Wer weiß, ob das überhaupt nötig sein wird. Aber ich muß Sie auf das Schlimmste vorbereiten. Nun ziehen Sie sich erst einmal wieder an!“

Er wandte sich um, sah in Veras blasses, entsetztes Gesicht. „Bitte“, sagte er, „stell eine Verbindung mit der Klinik her! Ich muß mit Dr. Hellwege sprechen . . .“ Er legte seine Hand auf ihren Arm, drückte ihn beruhigend, um ihre Verkrampfung zu lösen. „Bitte, Vera, nimm dich zusammen!“

Mit starrem Gesicht tat sie, was er von ihr verlangte, winkte ihm zu, als die Verbindung hergestellt war. Dr. Berg bestellte ein Bett für den nächstmöglichen Termin, bat Dr. Hellwege, die Operation zu übernehmen.

Die Patientin hatte sich angezogen, trat hinter dem Wandschirm hervor. Sie tat ihm leid, aber er mußte hier energisch sein.

„Ich habe eben mit dem leitenden Arzt der Klinik telefoniert, in der ich ebenfalls arbeite. Er ist Chirurg, er will Sie Donnerstag aufnehmen . . ."

„Donnerstag? Das ist ja schon übermorgen! Nein, das geht auf keinen Fall. Ich muß doch erst die Kinder unterbringen, mein Mann kann doch keinen Urlaub nehmen."

„Dann nimmt er ihn sich eben außer der Zeit! Sein Chef soll sich ruhig an mich wenden, ich werde das vertreten. Also, Sie werden Donnerstag früh in der Klinik sein . . . nüchtern. Fräulein Vera wird Ihnen noch die Adresse geben."

Frau Mengede schluckte mit trockenem Mund. „Und wenn ich nicht komme? Wie lange habe ich dann noch zu leben?"

„Sie werden kommen", sagte Dr. Berg, „Sie sind viel zu tapfer und vernünftig, um ihre Familie im Stich zu lassen. Sprechen Sie mit Ihrem Mann oder schicken Sie ihn zu mir! Ich bin ganz sicher, daß er auch die Operation will . . . und daß er Sie nachher nur doppelt lieben wird, weil Sie ihm und Ihren Kindern dieses Opfer gebracht haben!"

Als sie allein waren, kam Klaus Berg noch einmal auf Veras Verhalten zurück. Er meinte: „Jeder Mensch muß sich an solche Dinge erst gewöhnen. Dein Vater erzählte mir immer die schöne Geschichte, wie es ihm im Seziersaal übel wurde, und auch ich habe mal als Student eine lange Zeit das Gefühl gehabt, ich könnte es einfach nicht schaffen!"

„Ich werde mich nie daran gewöhnen", sagte Vera, „nie!"

„Willst du aufgeben?" fragte er ruhig. „du weißt, du bist freiwillig hier, der Vorschlag kam von dir. Ich würde durchaus Verständnis dafür haben, wenn du . . ."

„Ja, du hast Verständnis", sagte Vera plötzlich wild, „jede Menge Verständnis, jedenfalls bildest du dir das ein! Aber von mir verstehst du gar nichts! Du begreifst nicht, du willst einfach nicht begreifen, warum ich zu dir gekommen bin, daß ich doch nur . . ."

Das Klingeln des Telefons unterbrach sie. Dr. Berg nahm den Hörer ab, meldete sich. Er hörte Kirstens Stimme.

„Ja, was ist?" fragte er, durch Veras Nähe einigermaßen irritiert.

Kirsten begriff nicht sofort. „Sie sind nicht allein, Herr Doktor?"

„Ich bin mitten in der Sprechstunde . . ."

„Ich werde Sie nicht lange aufhalten, aber ich habe gerade etwas erfahren, was Sie wissen sollten."

„Ja?"

„Die Düsseldorfer Polizei hat den Fall Rainer zur Bearbeitung nach Dinkelscheidt weitergeleitet. Sie müssen in den nächsten Tagen mit einer Vorladung rechnen . . . oder damit, daß einer der Herren plötzlich bei Ihnen auftaucht!"

Klaus Berg spürte, wie sein Mund trocken wurde. „Woher weißt du das?" fragte er.

„Spielt keine Rolle. Aber ich bin ganz sicher. Sonst würde ich Sie doch nicht beunruhigen."

„Ja. Vielen Dank." Er drückte den Hörer auf die Gabel, starrte mit blicklosen Augen vor sich hin, zog die Unterlippe zwischen die Zähne.

„Das war Kirsten Lenz, nicht wahr?" fragte Vera lauernd. „Wieder mal eine Entbindung?"

„Nein."

„Wollte Sie dich vielleicht in einer privaten Angelegenheit sprechen?" Vera hatte bei dieser Frage ein unschuldiges Jungmädchengesicht aufgesetzt.

Dr. Berg erwachte aus seiner Grübelei. „Verdammt", sagte er, „verdammt! Und ich hatte gehofft, der Fall wäre endlich ausgestanden. Jetzt geht's also weiter. Ich werde in den nächsten Tagen zur Polizei müssen."

„Hat die Hebamme dir das gesagt?"

„Ja."

„Wie kommt sie dazu?"

„Sie wollte mich warnen. Sehr anständig von ihr."

„Ich", sagte Vera und betonte dieses Wort, „finde es einigermaßen sonderbar!"

„Sonderbar?" Er sah sie verständnislos an. Dann, ganz plötzlich begriff er, daß sie eifersüchtig war. „Vera", sagte er, „was für eine Idee! Weiß Gott, deine Sorgen möchte ich haben. Das Haus fällt uns über dem Kopf zusammen, und du belastest mich auch noch mit so einem Blödsinn."

„Ist es wirklich Blödsinn?"

„Aber ja." Er nahm sie in die Arme, drückte sie heftig an sich. „Komm, sei lieb, Vera, mach's mir nicht noch schwerer."

Sie klammerte sich an ihn. „Verzeih mir", sagte sie leise, „ich weiß, ich bin wirklich sehr dumm ... was wirst du jetzt tun?"

„Zuerst einmal zu meinem Vater fahren. Ich wollte ihn sowieso wieder mal besuchen. Er muß die Wahrheit erfahren."

Der alte Dr. Berg nahm den Bericht mit einer Gelassenheit auf, die des Sohnes Liebe und Bewunderung für den einsamen, kranken Mann noch verdoppelte.

„Du scheinst nicht sehr überrascht zu sein?" fragte Klaus erstaunt.

Das Gesicht des Vaters verzog sich zu einem wehmütig-spöttischen Lächeln. „So verkalkt, mein Sohn, wie du denkst, bin ich denn doch noch nicht. Ich wußte gleich, daß etwas nicht stimmte, als du so Hals über Kopf nach Dinkelscheidt kamst . . . und Zeitung lesen kann ich auch noch."

„Aber bisher sind in den Zeitungsberichten doch noch keine Namen erwähnt worden!"

„Stimmt. Aber immerhin bin ich noch imstande, eins und eins zusammenzurechnen. Ich war gespannt, wann du mir endlich beichten würdest."

„Ich hätte es dir am liebsten von Anfang an gesagt, Vater..." Dr. Berg unterbrach sich. „Entschuldige, darf ich mir eine Zigarette anstecken?"

„Aber klar, gib mir auch eine. Ich darf's zwar nicht, aber ein einziger Glimmstengel wird mich schon nicht umbringen."

Dr. Berg tat seinem Vater den Gefallen.

„Wie gesagt, ich hätte dir längst alles erzählt, aber dein Gesundheitszustand . . ."

Sein Vater grinste. „Soll das heißen, daß ich jetzt aus dem Gröbsten heraus bin? Das wäre eine gute Nachricht."

„Doch, Vater. Ich habe eben mit dem Professor gesprochen. Er ist sehr zufrieden mit dir. Nur . . . arbeiten solltest du natürlich nicht mehr." Dr. Berg legte seine Hand auf das Knie des alten Herrn. „Tut mir leid, Vater . . ."

„Mir nicht im geringsten", sagte der Vater unerschüttert, „weißt du, daß es mir hier im Krankenhaus eigentlich ganz gut gefällt? Lach mich nicht aus, es ist wirklich so. Mal keine Verantwortung tragen, Ruhe haben, lesen können, Ärzte und Schwestern schikanieren, den lieben Gott einen guten Mann sein lassen . . . ich finde das gar nicht schlecht, mir tut es geradezu gut. Mir schaudert bei dem Gedanken, daß ich wieder arbeiten müßte."

„Sollst du ja auch nicht mehr, Vater. Der Professor sagt, es wäre am besten, du gingst nach deiner Entlassung erst mal in ein Sanatorium . . . mindestens für sechs Wochen . . . und dann werden wir weitersehen . . .“

„Herrliche Aussichten!“ Der alte Arzt rieb sich die Hände.

„Ich werde dich natürlich finanziell unterstützen, Vater, nur . . .“

„Du willst heiraten, eine Familie gründen und mußt deine Pfennige zusammenhalten! Verstehe ich vollkommen, Klaus!“

„Das ist es nicht, Vater. An eine Heirat kann ich vorläufig gar nicht denken . . . nicht, solange alles noch ungeklärt ist.“ Dr. Berg stand auf, begann in dem kleinen Krankenzimmer auf und ab zu gehen. „Ich weiß, was ich dir schuldig bin, Vater. Du hast meine Erziehung und mein Studium finanziert, da wäre es ja noch schöner . . .“

Der alte Doktor beobachtete ihn von seinem Sessel am Fenster aus, wo er, eine dicke Decke um die Beine, die brennende Zigarette zwischen den gelben, zitternden Fingern, im schlaffen Behagen saß. Jetzt unterbrach er seinen Sohn: „Nun mach aber mal ’nen Punkt, Junge! Seit alters her ist es üblich, daß Eltern für ihre Kinder sorgen . . . umgekehrt hat’s Seltenheitswert.“

Dr. Berg kam auf ihn zu, blieb vor ihm stehen. „Vater, begreifst du denn nicht?! Solange ich dazu in der Lage bin, werde ich alles für dich tun, was in meinen Kräften steht. Aber es ist doch durchaus möglich . . .“ Plötzlich verließ ihn der Mut, die Dinge beim Namen zu nennen.

„Daß du verhaftet wirst?“ fragte sein Vater ruhig.

„Ja! Selbst wenn man mir nichts beweisen kann . . . du kennst Dinkelscheidt! Die Patienten würden mich im Stich lassen, ich müßte die Praxis aufgeben. Deine Praxis, Vater, für die du dich dein ganzes Leben lang aufgeopfert hast!“

„Ich glaube nicht, daß es soweit kommen wird.“

„Deinen Optimismus möchte ich haben, Vater!“

„Ich habe viele, viele Jahre gebraucht, um ihn mir anzueignen. Die Erfahrung, mein Sohn, hat mich die alte Binsenweisheit gelehrt: Das, was wir brennend erhoffen, tritt ebenso selten ein wie das, was wir zitternd befürchten — und wenn es wirklich geschieht, ist es weder so schön noch so furchtbar, wie wir es uns vorgestellt haben.“

„Nett, daß du mich zu trösten versuchst, Vater! Aber wenn ich verhaftet werde . . .“

Sein Vater fiel ihm ins Wort. „Das können sie nur dann, wenn diese Patientin . . . wie hieß sie doch gleich?“

„Rainer."

„Also, wenn diese Frau Rainer stirbt, das heißt, wenn man die Mullkompresse in ihrer Bauchhöhle findet. Vorläufig ist sie aber noch gesund und munter, das wirst du doch auch in der Zeitung gelesen haben . . . eine bemerkenswerte Frau übrigens, läßt sich nicht so leicht ins Bockshorn jagen. Es kommt jetzt nur darauf an, daß du die Nerven behältst, Klaus. Sag ja und nein, wenn du verhört wirst, mehr aber auch nicht. Lüge nicht, das wäre sinnlos, aber erzähle auch nicht mehr, als unbedingt nötig ist."

Dr. Berg straffte die Schultern. „Du hast recht, Vater!"

„Und wenn du ganz sicher gehen willst, dann nimm dir einen Rechtsanwalt. Laß dich beraten. Ich verstehe dich sehr gut, Klaus, du hast das Gefühl, etwas verpatzt zu haben, und dein Gerechtigkeitssinn verlangt, daß du dafür bestraft wirst . . . aber im Leben geht's nicht gerecht zu, das solltest du wissen."

„Aber . . ."

Der alte Herr ließ ihn nicht zu Wort kommen. „Denk immer daran, daß der Patientin überhaupt nicht damit gedient ist, wenn du dich als Sündenbock festnageln läßt. In keiner Weise. Im Ernstfall täte ihr Mann besser daran, sich an Professor Hartwig zu halten, der hat die nötigen Moneten . . . und das wird sein Anwalt ihm auch sicher raten. Aller Wahrscheinlichkeit nach aber — jetzt hör mir mal gut zu! — ist das verdammte Tuch sonstwo verschwunden, nur nicht in ihrem Leib. Ich kenne dich doch, Klaus . . . nicht mal im Zustand der Volltrunkenheit und mit verbundenen Augen würde dir ein solcher Fehler unterlaufen!"

8

Claudia Hartwig traf am Nachmittag des nächsten Tages in Dinkelscheidt ein. Sie hatte es nach einer erregten Aussprache mit ihrem Mann unternommen, Vera nach Hause zurückzuholen. Die Zustände an der Klinik des Professors waren unhaltbar geworden. Die Presse hetzte, und Hartwig spürte überall Mißtrauen. Viele Betten in der Klinik standen leer — so konnte es nicht weitergehen. Man mußte sich offiziell von Dr. Berg distanzieren.

Langsam fuhr sie die Hauptstraße entlang, skeptische Neugier in den klugen Augen. Sie entdeckte das funkelnagelneue Schild an einem der engbrüstigen grauen Häuser: *Dr. med. Klaus Berg, prakt. Arzt und Geburtshelfer.*

„Der Herr Doktor . . .“ begann Vera gewohnheitsmäßig, als sie die Tür öffnete. Dann erst erkannte sie die Mutter, stockte, sah sie mit weit geöffneten Augen fassungslos an.

„Ja, ich bin's wirklich“, sagte Claudia Hartwig lächelnd, „sieh mich nicht so an, als wenn ich ein Gespenst wäre! Willst du mich nicht hereinlassen?“

„Doch, natürlich, nur . . . Klaus ist . . .“

„Er macht Krankenbesuche, ja, ich weiß. Aber das schadet nichts. Es ist besser, wenn wir beide uns erst einmal allein unterhalten.“

„Entschuldige, Mutti, aber ich habe zu arbeiten! Die Krankenscheine . . . die Abrechnung . . .“

Claudia Hartwig fiel ihr ins Wort: „. . . kann alles ruhig mal eine halbe Stunde warten!“ Sie ging auf die offene Tür zu. „Ich nehme an . . . ja, richtig, hier ist das Sprechzimmer!“ Sie trat ein, sah sich um. „Besser als ich gedacht habe, ganz passabel, wirklich!“

Vera mußte ihr wohl oder übel folgen.

„Es ist so, wie Klaus es von seinem Vater übernommen hat! Später will er natürlich alles modernisieren.“

„Das wird ihm hoffentlich auch gelingen.“ Claudia streifte ihre

Handschuhe ab, betrachtete ihre Tochter prüfend. „Du siehst blaß aus, Liebling!"

Vera warf den Kopf in den Nacken. „Ich fühle mich aber wohl, Mutti! Falls du mir etwa einreden willst . . ."

„Wie käme ich denn dazu! Du bist doch glücklich?"

Nach einem sekundenlangen Zögern, das der Mutter nicht entging, sagte Vera mit fester Stimme, fast herausfordernd: „Ja!"

„Und ist es Klaus auch mit dir?"

„Warum sollte er nicht?"

„Nun, ich könnte mir verschiedene Gründe denken. Immerhin ist es doch etwas sonderbar, daß er dich noch nicht geheiratet hat."

„Mutti", sagte Vera, „was soll denn das? Du kennst doch seine Situation. Er kann mich jetzt nicht heiraten, weil . . . weil er mich nicht in die ganze Sache hineinziehen will."

Claudia Hartwig zog die Augenbrauen hoch. „Sehr nobel", sagte sie. Die Ironie in ihrer Stimme war nicht zu überhören.

„Warum sagst du das so?" fragte Vera scharf.

„Du weißt, ich habe Klaus immer sehr gern gehabt . . ."

Vera fiel ihr ins Wort. „Bis er Pech gehabt hat, ja, ich weiß!"

„Du mißverstehst mich vollkommen. Es geht hier um etwas ganz anderes. Die Zeitungen haben den Fall aufgegriffen, das weißt du sicher selbst. Alle möglichen Reporter schnüffeln in Vaters Klinik herum. Sie werden ihren Weg auch hierher finden, Vera . . . und sie werden darauf kommen, daß ausgerechnet du, die Tochter Professor Hartwigs, mit dem gescheiterten Oberarzt Dr. Berg zusammen lebst."

„Das tue ich ja gar nicht, Mutti! Ich wohne in einem möblierten Zimmer und . . ."

Claudia Hartwig seufzte tief. „Das ist doch alles uninteressant, Vera. Du bist von Düsseldorf weggegangen, um bei Dr. Klaus Berg zu sein, das ist der springende Punkt. Das werden die Reporter herausfinden, und daran werden sie ihre Sensationsberichte anknüpfen . . . begreifst du jetzt?"

Veras Gesicht war um einen Ton blasser geworden. „Mir ist es egal, was die Leute über mich reden", erklärte sie trotzig.

„Aber mir und deinem Vater ist das keineswegs egal . . . und Klaus könnte es auch nicht gleichgültig sein, wenn er dich noch liebte. Liebt er dich überhaupt, Vera? Bist du ganz sicher?"

Vera drehte sich um, wandte ihren schmalen geraden Rücken der Mutter zu, trat ans Fenster.

„Ich möchte wissen, wie du darüber denkst, Vera!"

Vera rührte sich nicht, schwieg.

„Na schön. Keine Antwort ist auch eine Antwort." Claudia öffnete ihre Handtasche, zündete sich eine Zigarette an. „Wenn Klaus dich liebte", sagte sie, „dann hätte er entweder Schluß gemacht oder er hätte dich geheiratet. Aber er kann sich weder zu dem einen noch zu dem anderen aufraffen, und das beweist, daß du ihm . . ."

Vera fuhr herum. „Hör auf damit, Mutti!" schrie sie. „Hör auf, ich kann das nicht hören!"

Eine ganze Weile standen sich die beiden Frauen schweigend gegenüber, bis Vera die Stille unterbrach.

„Mutti", sagte sie schwach, „verstehst du denn nicht . . ."

In diesem Augenblick schrillte die Klingel an der Wohnungstür.

Vera ging um zu öffnen. Draußen stand ein untersetzter Mann in kurzem, dunklem Ulster.

„Der Herr Doktor ist nicht da", sagte sie gleichgültig, „bitte kommen Sie um vier Uhr wieder, dann . . ."

„Kriminalpolizei", sagte der Fremde und ließ für Sekunden einen Ausweis in einer Cellophanhülle sehen.

Erschrocken wich Vera zurück. „Ich sagte Ihnen doch schon, Dr. Berg ist fort."

„Ja, ich weiß, ich habe Sie durchaus verstanden. Aber bis vier Uhr ist ja nur noch eine halbe Stunde, dann werde ich eben warten und mich inzwischen mit Ihnen unterhalten."

„Mit mir? Was wollen Sie denn von mir? Ich bin doch polizeilich gemeldet", stotterte Vera.

„Um so besser für Sie!" sagte der Mann ungerührt.

Ehe Vera noch mehr sagen konnte, erschien Claudia Hartwig auf der Schwelle des Sprechzimmers.

„Ich bin die Mutter dieser jungen Dame", erklärte Claudia Hartwig mit Würde, „und wer sind Sie?"

„Kriminalinspektor Görner."

Bei dem Wortwechsel hatte niemand bemerkt, daß die Wohnungstür aufgeschlossen wurde und Klaus Berg zurückkam. Jetzt stand er verdutzt an der Tür, beobachtete die kleine Szene — Claudia Hartwig mit geröteten Wangen und blitzenden Augen dem Polizeibeamten gegenüber, als wenn sie jeden Augenblick auf ihn losgehen wollte, Vera, die totenblaß an der Wand lehnte.

„Nanu", sagte er, „was ist denn hier los?"

Claudia Hartwig unterbrach ihn: „Da ist Dr. Berg, Herr Görner. Sie können jetzt mit ihm reden! Aber Sie werden wohl gestatten, daß ich und meine Tochter uns zurückziehen!“ Sie legte Vera schützend den Arm um die Taille. „Ich nehme an, es gibt hier einen Raum, wo wir . . .“

Dr. Berg gab ihr seinen Schlüsselbund. „Geht hinüber in meine Wohnung, ja? Wir sehen uns später!“

Kriminalinspektor Görner machte keinen Versuch, den Abgang der beiden Damen zu verhindern. Er nahm unaufgefordert auf einem Stuhl Platz. „Es ist mir gar nicht angenehm, Ihnen Schwierigkeiten machen zu müssen, Herr Doktor! Ihren Herrn Vater habe ich gut gekannt, und was Sie selbst betrifft, ich weiß, daß Sie Ihre Arbeit sehr ernst nehmen. So was spricht sich bei uns schnell herum.“

Dr. Berg setzte sich hinter seinen Schreibtisch. „Ich danke Ihnen“, sagte er kurz.

„Trotzdem . . . ich muß meine Pflicht tun, Sie verstehen.“ Görner seufzte leicht, zog ein Notizbuch aus der Innentasche seines Ulsters, blätterte darin. „Also . . . der fragliche Fall hat sich am achtzehnten September zugetragen, genauer gesagt, in der Nacht vom achtzehnten auf den neunzehnten!“

„Das wird mir ewig unvergeßlich bleiben“, sagte Dr. Berg, „für den neunzehnten war meine Hochzeit angesetzt.“

„Ja, ich weiß, steht alles in den Akten. Sie wurden mitten aus der Polterabendfeier herausgerissen und waren ein bißchen angetrunken, stimmt's?“

„Es muß schon so gewesen sein. Ich selbst hielt mich für einigermaßen nüchtern.“

„Das tun alle, Herr Doktor, das ist nun mal so. Beiläufig . . . wieviel haben Sie an jenem Abend getrunken? Ungefähr?“

Dr. Berg dachte nach. „Ein Glas Kognak zum Anwärmen . . . nachher noch zwei oder drei Gläser Wein und schließlich ein Glas Sekt . . .“

„In welchem Zeitraum?“

„Um acht ging's los, kurz vor zwölf rief Schwester Marie an . . . also ungefähr in vier Stunden!“

„Na ja“, sagte Kriminalinspektor Görner und machte sich eine Notiz, „das sollte doch eigentlich einen Mann wie Sie nicht umwerfen.“

„Hat es ja auch nicht getan.“

„Sie waren also alle in bester Stimmung, bevor der Anruf kam. Oder hat es vorher schon irgendwelche Zwischenfälle gegeben? Erzählen Sie mir alles, es kann wichtig für Sie sein, Herr Doktor!"

Dr. Berg biß sich auf die Lippen, zögerte.

„Oder wollen Sie lieber überhaupt nichts aussagen, bevor Sie mit ihrem Rechtsanwalt gesprochen haben? Das wäre Ihr gutes Recht. Ich habe keinesfalls vor, Sie zu überrumpeln", erklärte der Kriminalinspektor.

„Nein, nein, das ist es nicht . . . ich habe nichts zu verbergen. Wenn sich herausstellen sollte, daß ich wirklich einen Fehler gemacht habe, so bin ich bereit, die Strafe dafür auf mich zu nehmen."

„Diese Haltung ehrt Sie, Herr Doktor. Sagen Sie mir, bitte, jetzt aber auch die ganze Wahrheit! Was für einen Zwischenfall hat es an jenem Abend vor dem Telefonanruf gegeben?"

Dr. Berg atmete tief durch. „Keinen Zwischenfall. Eher . . . eine gewisse Mißstimmung. Dr. Gorski, — er war damals erster Assistenzarzt . . ."

„Ich habe die Akten studiert, Herr Doktor!"

„Dann werden Sie ja auch wissen, daß Günther Gorski sich schon früher um die Tochter des Professors, meine Braut, bemüht hatte. Er . . . verbarg seine . . . na, sagen wir, schlechte Laune auch am Polterabend nicht. Seine ganze Haltung wirkte ernüchternd."

„Ich verstehe. Kam es zu einem Wortwechsel zwischen Ihnen und Dr. Gorski?"

„Nein, im Gegenteil. Vera und ich baten ihn, uns seine Freundschaft zu erhalten, und er ging darauf ein. Wir stießen miteinander an."

„In diese Situation hinein platzte dann also der Anruf der Schwester?"

„Nein", sagte Dr. Berg, „meine Braut und ich waren auf den Balkon hinausgegangen. Eine Freundin meiner Braut rief mich wieder hinein. Professor Hartwig telefonierte noch, und aus den Wortfetzen, die ich mitbekam, entnahm ich sofort alles. Eine neue unerwartete Blutung der Patientin erforderte eine umgehende Operation. Die Patientin, Frau Rainer, war vor wenigen Tagen eingeliefert worden."

„Mit medizinischen Einzelheiten wollen wir uns jetzt nicht belasten. Es genügt mir, wenn Sie mir bestätigen, daß eine Operation unaufschiebbar war."

„Ja."

„Und Sie? In der verständlichen Hochstimmung, in der Sie sich befanden, erklärten sich sofort bereit, den Fall zu übernehmen?"

„Nein, so war es nicht!" protestierte Dr. Berg. „Da müssen Sie ganz falsch unterrichtet worden sein. Es war mir mehr als unangenehm, aus meiner eigenen Polterabendfeier gerissen zu werden. Ich war ausgesprochen erleichtert, als Gorski sich bereit erklärte, den Fall zu übernehmen . . . aber Professor Hartwig lehnte ab."

„Warum tat er das wohl?" fragte der Kriminalinspektor, ohne Klaus Berg anzusehen.

„Danach müssen Sie Professor Hartwig selbst fragen. Ich versuche nur, die Tatsachen zu konstruieren."

„Aber Sie sind ganz sicher, daß Dr. Gorski sich als erster meldete und daß nicht Sie, sondern Professor Hartwig ihn ablehnte?"

Dr. Berg war ehrlich verblüfft. „Welchen Grund hätte ich denn haben sollen, Gorski abzulehnen? Er war ja der Nüchternste von uns allen."

„Das geben Sie also zu?"

„Unbedingt. Ich sagte ja schon, er war schlechter Laune. Er hat den ganzen Abend kaum etwas getrunken."

„Erst nachdem Professor Hartwig sich mit Gorski nicht einverstanden zeigte, erboten Sie sich also, die Operation durchzuführen?"

„Ja. Etwas anderes blieb mir ja nicht übrig, jedenfalls hatte ich damals den Eindruck. Heute weiß ich, daß es entschieden besser gewesen wäre, wenn ich mich dazu außerstande erklärt hätte."

„Aber damals kam Ihnen der Gedanke nicht? Auch dann nicht, als Professor Hartwig sehr heftig protestierte?"

Dr. Berg starrte den Kriminalinspektor verblüfft an. „Was sagen Sie da? Wiederholen Sie das noch einmal! Professor Hartwig soll protestiert haben? Wie kommen Sie denn darauf?"

Der Kriminalinspektor maß ihn mit einem merkwürdigen Blick. „Ich habe die Vernehmungsprotokolle studiert, das sagte ich Ihnen doch schon."

„Aber wer in aller Welt kann so etwas Blödsinniges behauptet haben?"

„Professor Hartwig selbst."

Dr. Berg sprang so heftig auf, daß sein Stuhl ins Schwanken geriet. „Aber das ist doch absurd! Außer mir und Gorski kam doch überhaupt niemand als Operateur in Frage, und da er Gorski abgelehnt hatte, blieb doch nur ich!"

„Bitte, Herr Doktor“, mahnte der Kriminalinspektor, „regen Sie sich nicht auf! Wir sind ja erst dabei, den Fall zu klären! Wenn Sie sagen, daß der Herr Professor Ihr Angebot sofort annahm . . .“

„Nein, das tat er nicht! Er machte Einwendungen.“

„Also doch!“

Dr. Berg fuhr sich mit beiden Händen in die Haare. „Nein, nein, Sie verstehen das ganz falsch. Er sagte irgend etwas in dem Sinn, daß er mir das ausgerechnet an diesem Abend nicht zumuten könne! Aber es war keineswegs ein Protest, sondern eine . . . eine reine Höflichkeitsfloskel!“

Kriminalinspektor Görner richtete sich auf, strich sich mit dem stumpfen Ende seines Kugelschreibers über die Nase. „Passen Sie auf, Herr Doktor, jetzt werde ich Ihnen einmal eine ganz präzise Frage stellen! Professor Hartwig war doch Ihr Chef?“

„Ja.“

„Ich weiß nicht, wie die Verhältnisse in einem Krankenhaus sind, aber hätte Professor Hartwig als Ihr Chef Ihnen diesen Eingriff verbieten können?“

„Ohne weiteres.“

„Und Sie hätten sich diesem Verbot gefügt?“

„Selbstverständlich.“

„Nehmen wir einmal an. Sie wären so betrunken gewesen, daß Sie trotz eines Verbotes in die Klinik marschiert wären . . .“

„Ein Wink des Professors hätte genügt, und Gorski und Hartenstein hätten mich daran gehindert.“

„Es besteht aber doch die Möglichkeit“, sagte der Kriminalinspektor, offensichtlich immer noch nicht ganz überzeugt, „daß er Sie nicht vor Ihren . . . na, sagen wir . . . Untergebenen so blamieren wollte!“

Dr. Berg ballte die Fäuste, um seiner Erregung Herr zu werden. „Das sind doch alles Hirngespinste, Herr Inspektor! Professor Hartwig hat ja gar kein Verbot ausgesprochen, nicht einmal eine Warnung! Er hat ja nicht etwa gesagt: ‚Junge, du bist nicht mehr ganz nüchtern, laß lieber die Finger davon!‘ Er hat lediglich erklärt, daß er mir diese Operation an meinem Polterabend nicht zumuten möchte . . . und als ich mit irgendeinem dummen Witz über diesen Einwand hinwegging, zeigte er sich dankbar und erleichtert.“

Der Kriminalinspektor hob die Hand. „Gut, gut, Herr Doktor. Jetzt mal zur Operation selbst. Sie wissen sicher, was man Ihnen vorwirft ... Sie sollen eine dieser Mullkompressen in der Bauchhöhle der Patientin vergessen haben."

„Ja."

Der Kriminalinspektor hob die Augenbrauen. „Heißt das, daß Sie sich schuldig bekennen?"

„Nein. Aber ich sehe keinen Weg, wie ich diesen Vorwurf entkräftigen könnte. Ich glaube mich noch zu erinnern, daß ich angeordnet habe, die benutzten und dann von mir wieder entfernten Tücher zu zählen. Aber ich muß zugeben, daß ich nicht abgewartet habe, bis mir die Ausführung gemeldet wurde."

„Warum nicht? Haben Sie dafür eine Erklärung?"

„Es ging um Leben und Tod der Patientin, Herr Inspektor. Der Anästhesist meldete, daß ihr Kreislauf zusammengebrochen war! Ich tastete also die Bauchhöhle ab, vergewisserte mich, daß alle Tücher entfernt waren . . ."

„Haben Sie das wirklich getan?"

„Aber ganz bestimmt! Und dann begann ich, die Bauchhöhle zu schließen. Es ging um Sekunden!"

„Sie sind also ganz sicher, daß kein Tuch vergessen worden sein könnte?"

„Damals, im Augenblick der Operation war ich es . . . aber jetzt natürlich . . . ich kann es beim besten Willen nicht beschwören! Ich erschrak zu Tode, als ich später erfuhr, daß ein Tuch fehlte. Es bedeutet für den Chirurgen eine Art ... ständigen Alpdruck, daß einmal so etwas passieren könnte."

„Und Sie hatten keine Möglichkeit, den Bauch wieder aufzuschneiden?"

„Nein. Eine zweite Operation hätte die Patientin mit Gewißheit nicht überlebt."

„Herr Doktor", sagte Kriminalinspektor Görner, „jetzt nur noch eine letzte Frage: Haben Sie eine Ahnung, wohin das vermißte Tuch verschwunden sein könnte, wenn es nicht in der Bauchhöhle der Patientin vergessen wurde?"

„Nein."

„Haben Sie irgend etwas Auffälliges während der Operation bemerkt? Ich meine, hat sich irgendeiner der Anwesenden in irgendeiner Weise ungewöhnlich benommen?"

„Nein. Darüber kann ich nichts sagen. Ich war voll und ganz auf meine Arbeit konzentriert. Ich habe nicht bemerkt, was sich sonst noch im Raum abspielte."

Der Kriminalinspektor erhob sich. „Dann danke ich Ihnen, Herr Doktor. Kommen Sie doch heute oder morgen . . . den Zeitpunkt überlasse ich ganz Ihnen, ich weiß, Sie sind ein vielbeschäftigter Mann, zu mir auf die Stadtpolizei, damit wir ein ordnungsgemäßes Protokoll Ihrer Aussage aufsetzen. Ich denke, das dürfte doch auch in Ihrem Sinn sein!"

Dr. Berg ging die wenigen Schritte über den Flur, klingelte an der Tür seiner kleinen Wohnung. Vera öffnete. Sie hatte ihren weißen Kittel ausgezogen, war im Mantel, aber im ersten Augenblick merkte Klaus das gar nicht.

„Endlich!" sagte er. „Ach, Vera, es ist nicht zu fassen . . ." Er wollte sie in die Arme ziehen, aber sie wich zurück.

„Bitte, nicht", sagte sie, „ich muß mit dir sprechen!"

Seine Arme sanken herab, er sah sie fassungslos an. Ihr Gesicht glich einer starren, weißen Maske, in der nur die tiefblauen Augen lebendig waren. „Ich verlasse dich", sagte sie eisig.

Er brauchte einige Sekunden, um diesen unerwarteten Schlag zu überwinden.

„Bitte, verlange keine Erklärung von mir", sagte sie, „du weißt so gut wie ich, um was es geht. Ich kann nicht länger bei dir bleiben. Es würde dir ja auch nichts nützen, wenn ich mit in die Sache hineingezogen würde." Sie reichte ihm mit spitzen Fingern die Wohnungsschlüssel.

„Schon gut", sagte er müde, „ich verstehe durchaus. Wann willst du fort?"

Claudia Hartwig kam aus dem Wohnzimmer. „Jetzt", sagte sie, „ich nehme Vera mit nach Düsseldorf."

„Deshalb bist du also gekommen? Um Vera zurückzuholen? Gratuliere, das war schlau eingefädelt, und es ist auch bestens gelungen!"

„Ich wollte bei dir bleiben", sagte Vera, „ich wollte es wirklich, Klaus. Ich wollte es mit dir zusammen durchstehen. Aber nun — die Polizeiverhöre . . ."

„Du brauchst dich nicht zu entschuldigen", sagte er, „es hat wohl so kommen müssen. Ich war blind und dumm, daß ich das nicht von Anfang an gesehen habe."

„Klaus, ich . . ."

Vera kam nicht dazu, ihren Satz zu beenden. Claudia Hartwig unterbrach sie: „Mach es nicht zu kompliziert, Liebling", sagte sie.

„Klaus ist ein erwachsener Mann, er weiß, daß er allein für das geradestehen muß, was er getan hat. Komm jetzt!"

„Kann ich noch irgend etwas für euch tun?" fragte Klaus Berg. „Soll ich ein Taxi bestellen?"

„Danke, nicht nötig. Ich bin mit dem Wagen gekommen."

„Also dann . . . leb wohl, Vera! Ich wünsche dir alles Gute!"

Veras Maske zerbrach. Tränen stiegen in ihre Augen, ihre Lippen zitterten. „Oh, Klaus, ich . . . es tut mir so leid!"

„Mir auch, Klaus", sagte Claudia Hartwig, „ich konnte dich immer gut leiden, ich hätte dich gern als Schwiegersohn gesehen, aber du weißt ja selbst . . ."

„Reizend von dir, das zu sagen", erklärte Dr. Berg mit einer Ironie, die ihm selbst weh tat.

„Verachte uns nur, wenn dir das wohler tut", sagte Claudia Hartwig.

Er trat zu den beiden Damen auf den Flur hinaus, zog die Tür hinter sich zu. „Entschuldigt mich, bitte, jetzt . . . ich habe zu tun!"

Er ging auf seine Praxis zu und drehte sich nicht mehr um. Er wußte mit schmerzlicher Klarheit, daß dieses Kapitel seines Lebens endgültig abgeschlossen war.

Am nächsten Morgen fühlte sich Klaus Berg elend. Ein bleierner Druck lastete auf seinem Gehirn. Trotzdem öffnete er die Praxis pünktlich wie immer.

Als erste Patientin kam ein neun Monate altes Mädchen, das von seiner Mutter auf den Armen in die Sprechstunde getragen wurde. Das Kind weinte leise, das helle blonde Haar war schweißverklebt, die Stirn heiß.

„Bitte, Herr Doktor, schauen Sie sich doch meine Ute mal an", sagte die Mutter, „ich bin so in Sorge! Bisher war sie immer so fröhlich und gesund, aber gestern nachmittag wurde sie plötzlich so quengelig, wollte ihr Breichen nicht essen . . . und in der Nacht hat sie dann erbrochen! Zum Glück bin ich aufgewacht."

„Haben Sie Fieber gemessen?"

„Ja, sie hatte Temperatur. Aber das kommt und geht ja so bei den Kindern."

„Bitte, ziehen Sie die Kleine doch aus und legen Sie sie auf den Untersuchungstisch", sagte Dr. Berg, „meine Sprechstundenhilfe ist heute nicht da, da müssen Sie mir schon ein bißchen helfen . . . waren Sie schon einmal bei mir?"

„Nein. Aber ich wohne schräg gegenüber. In dem Haus, wo unten das Café . . . es war der nächste Weg."

Dr. Berg legte eine leere Karteikarte vor sich auf den Schreibtisch. „Ihr Name?"

„Gerda Hansel."

„Und die Kleine heißt Ute?"

„Ja."

„Geburtsdatum? Wie ist die Geburt verlaufen? Was für Krankheiten hat sie schon gehabt?"

Während Dr. Berg die nötigen Angaben aufnahm, hatte Frau Hansel das Kind ausgezogen. Er wusch sich die Hände, steckte der Kleinen dann ein Fieberthermometer unter den Arm.

„Drücken Sie das Ärmchen fest an", sagte er zu Frau Hansel, „damit das Thermometer nicht verrutscht. Ich werde schon mit der Untersuchung beginnen."

Er nahm eine gründliche Bauchinspektion vor, horchte Herz und Lunge ab, ohne einen krankhaften Befund feststellen zu können. Als er das Thermometer herauszog, stellte er fest, daß Ute vierzig Grad Fieber hatte. Er spiegelte die Ohren, schaute in den Rachen. Nichts.

Frau Hansel folgte jeder seiner Bewegungen mit ängstlichen Augen. Dr. Berg sprach während der Untersuchung immer wieder beruhigend auf Mutter und Kind ein.

„Was ist es, Herr Doktor? Was kann es bloß sein?"

„Ich mache noch eine Urinuntersuchung. Würden Sie die Kleine wohl aufsetzen und festhalten . . . ja, so, mit angezogenen Beinchen . . . es tut gar nicht weh, es ist gleich vorüber!"

Tatsächlich gelang es ihm, den kleinen, sterilen Metallkatheter schmerzlos in die Harnröhre des Kindes einzuführen. Er fing den ablaufenden Urin in einem Reagenzglas auf.

Trotzdem, dachte er, so geht es nicht. Ich brauche dringend eine Sprechstundenhilfe, eine, die ihr Fach versteht. Ich muß mich noch heute mit Kirsten in Verbindung setzen.

Er zog den Katheter wieder heraus. „So", sagte er laut, „Sie können die Kleine wieder anziehen, Frau Hansel. Ich werde inzwischen den Urin untersuchen!"

Sein Verdacht bestätigte sich. Als er durch das Mikroskop sah, entdeckte er massenhaft Eiterkörperchen im Urin.

Er trat wieder zu Mutter und Kind zurück. „Bitte, erschrecken Sie nicht, Frau Hansel“, sagte er, „Ute hat eine Nierenbeckenentzündung ... aber das kriegen wir schon wieder hin, keine Sorge!“

„Eine Nierenbeckenentzündung ... wie ist denn das möglich?“

„Wahrscheinlich als Folge einer Erkältung. Jedenfalls kein Grund für Sie, sich aufzuregen. Ich schreibe Ihnen ein Rezept auf, besorgen Sie sich die Medikamente sofort und geben Sie dem Kind viel zu trinken ... Kamillentee, auch Fruchtsäfte ... damit die Nieren tüchtig durchgespült werden.“

„Danke, Herr Doktor.“

„Ich komme heute nachmittag einen Sprung zu Ihnen hinauf, ja? Ich bin sicher, dann wird Ute sich schon besser fühlen!“ Er lächelte der Kleinen ermutigend zu und schob Mutter und Kind aus dem Zimmer.

Nach dem Mittagessen, das für Klaus Berg heute nur aus einem Schinkenbrot und einer Tasse Nescafé bestand, entschloß er sich, als erstes Hansels aufzusuchen.

Mit großen Schritten stieg er die Treppe des gegenüberliegenden Hauses hinauf, klingelte, die Bereitschaftstasche in der rechten Hand.

Frau Hansel öffnete erst, nachdem er noch ein zweitesmal, diesmal heftiger, geklingelt hatte. Ihr Gesicht wirkte verlegen und abweisend.

Er merkte sofort, daß etwas nicht in Ordnung war.

„Störe ich?“ fragte er, „das täte mir leid! Ich kann natürlich auch später wiederkommen ...“

Frau Hansel unterbrach ihn: „Nein“, sagte sie schroff, „danke, Herr Doktor! Sie brauchen überhaupt nicht mehr zu kommen!“

Klaus Berg war es, als wenn er einen Schlag in die Magengrube bekommen hätte. „Das Kind ist doch nicht etwa ... ?“ stieß er hervor.

„Nein“, sagte Frau Hansel, „mit Ute ist alles in Ordnung. Die haben Sie noch nicht verkorkst!“

Er trat dicht auf sie zu. „Was soll das heißen? Warum sagen Sie mir so etwas?“

Frau Hansel klammerte sich an der Tür fest, entschlossen, keinen Schritt zurückzuweichen. „Das wissen Sie doch ganz genau! Sie sind doch der aus Düsseldorf, der die arme Frau auf dem Gewissen hat

... eine Mutter von drei Kindern! Ein Skandal, daß man so etwas wie Sie noch frei herumlaufen läßt!"

Dr. Berg rang nach Luft. „Ich..." brachte er mühsam heraus, „das ist ein Irrtum ... ein Mißverständnis ..."

„Ach, erzählen Sie mir doch nichts, die Zeitungen sind ja voll davon! Wenn ich bloß früher gewußt hätte, daß Sie das sind ... nie hätte ich meine Ute zu Ihnen gebracht! Ein Glück, daß ich noch rechtzeitig einen Wink bekommen habe ... ein Glück, kann ich bloß sagen!"

Er begriff, daß es zwecklos war. Wie hätte er der aufgeregten Frau erklären können, was wirklich geschehen war? Wie hätte er irgendeinem Laien verständlich machen können, daß dieses einmalige Versagen nichts mit seinen Fähigkeiten zu tun hatte?

„Entschuldigen Sie", sagte er, drehte sich um und stakte mit schweren Schritten die Treppe hinunter.

Frau Hansel lief ihm nach, beugte sich über das Geländer. „Bei mir brauchen Sie sich nicht zu entschuldigen", keifte sie, „kümmern Sie sich lieber um Ihr Opfer! Sie glauben wohl, für Düsseldorf hat es nicht gereicht, aber für Dinkelscheidt sind Sie noch gerade gut genug? Aber wir sind auch Menschen, wir haben ein Recht auf unser Leben, und wir lassen uns nicht von so einem wie Sie zugrunde richten! Gehen Sie doch dahin, wo Sie hergekommen sind!"

Ihre Stimme hallte durchs Treppenhaus, und Dr. Berg war es, als wenn die ganze Stadt sie hören müßte. Eine Frau, die ihm entgegenkam, sah ihn aus entsetzten Augen an, wich zur Seite, als wenn sie sich vor seiner Berührung fürchtete.

„Mörder!" schrie Frau Hansel.

Das war das letzte, was Klaus Berg hörte, dann fiel die Haustür hinter ihm ins Schloß. Er stand auf der Straße, atmete tief durch, um sich zu beruhigen.

Er fühlte sich wie ein Mann am Pranger.

9

Am Abend fuhr Dr. Berg zu Kirsten Lenz und sprach sich mit ihr aus. Sie war viel zu energisch und temperamentvoll, um sich mit der Rolle einer Trösterin zufrieden und ausgefüllt zu fühlen.

Schon seit langem hatte sie mit dem Gedanken gespielt, auf eigene Faust Nachforschungen im Fall Dr. Berg anzustellen. Sie hatte einen Brief an die Operationsschwester Marie, die sie von einem gemeinsamen Ausbildungskurs her kannte, an die Klinik Professor Hartwigs nach Düsseldorf geschrieben, allerdings ohne Dr. Berg oder den Fall mit einer Silbe zu erwähnen. Sie hatte einfach versucht, die alte Verbindung mit der Schwester wiederaufzufrischen, jedoch ohne Erfolg.

Jetzt, da sie erleben mußte, wie sich das Netz immer enger und enger um Dr. Berg zuzog, entschloß sie sich, zu handeln. Kurzerhand fuhr sie an einem der nächsten Tage nach Düsseldorf, versuchte, Schwester Marie vom Bahnhof aus telefonisch zu erreichen. Eine andere Schwester teilte ihr mit, daß Marie bei einer Operation und frühestens um zwei Uhr zu sprechen wäre.

Kirsten fuhr mit der Straßenbahn zur Klinik Professor Hartwigs hinaus, beobachtete eine Weile das weiße, imposante Gebäude inmitten des winterlichen Parks, aber sie ging nicht durch das Tor, sondern schlenderte weiter, bis sie ein Café ganz in der Nähe fand.

Sie trat ein, bestellte sich eine Tasse Kaffee und ein Stück Kuchen, rief Punkt zwei Uhr wieder an.

Diesmal kam Schwester Marie selbst an den Apparat. Es dauerte eine Weile, bis Kirsten der Schwester klargemacht hatte, daß sie in Düsseldorf war, dann aber erklärte sich die andere ohne Umstände bereit, auf einen Sprung ins Café zu kommen.

„Ab acht Uhr haben wir operiert“, erzählte sie, „ich kann dir sagen, ich bin erledigt! Jetzt mache ich mich nur noch ein bißchen frisch.“

Aber es dauerte eine halbe Stunde, bis Schwester Marie kam. Sie hatte sich umgezogen, trug ein gutgeschnittenes, etwas zu langes graues Wollkostüm mit schwarzem Persianerkragen, hauchdünne Strümpfe und Schuhe mit hohen Absätzen. Ihr hellblondes Haar war hochtoupiert, ihre Wangen von der frischen Luft leicht gerötet.

Die beiden begrüßten sich herzlich. Kirsten lud die Schwester zu Kaffee und Kuchen ein, bestellte sich selbst einen Kognak, zündete sich eine Zigarette an.

„Ich habe ja jeden Tag deinen Brief beantworten wollen", sagte Schwester Marie, „ich hatte schon ein ganz schlechtes Gewissen deswegen, aber bei uns war immer so viel los."

„Ihr seid also voll belegt?"

Schwester Marie schüttelte den blonden Kopf. „Nein, wir arbeiten zur Zeit mit halber Belegschaft!" Sie sah sich um, der Nebentisch war frei und die anderen Gäste schienen mit sich selbst beschäftigt. Trotzdem senkte sie die Stimme. „Vielleicht hast du was in der Zeitung gelesen. Die Düsseldorfer Privatklinik, über die alle jetzt so herziehen, das sind wir!"

„Ja, ich weiß."

„Ach so!" Schwester Marie war nicht weiter erstaunt. „Aber lassen wir jetzt mal diese unglückselige Geschichte, erzähl mir lieber von dir! Du arbeitest als Hebamme, nicht wahr? Macht es dir Spaß?"

„Marie", sagte Kirsten Lenz, „ich will dir nichts vormachen. Ich bin nicht zum Spaß nach Düsseldorf gekommen, sondern eben wegen dieser unglückseligen Geschichte, wie du sie nennst. Weißt du, daß Dr. Berg jetzt in Dinkelscheidt praktiziert?"

„Du kennst ihn?"

„Ja, und ich kann mir einfach nicht vorstellen, daß ihm so ein Fehler unterlaufen sein könnte!"

„Das kann niemand", sagte Schwester Marie entschieden, „aber du mußt bedenken, es war ja sein Polterabend, er hatte einiges getrunken ..."

„War er betrunken?"

„Nein, jedenfalls kam es mir nicht so vor."

„Du hast ihn an diesem Abend gesehen?"

„Ich war doch bei der Operation dabei."

„Herrlich", sagte Kirsten, „das ist mehr, als ich zu hoffen gewagt hatte! Bitte, erzähle mir, was sich abgespielt hat ... erzähl es mir in allen Einzelheiten!"

„Das wird dir auch nicht weiterhelfen", sagte Schwester Marie. „Tatsache ist, ich habe die Mullkompressen nicht gezählt. Berg behauptet, er hätte ‚zählen' gesagt, aber wenn er das getan hat, so habe ich es überhört. Eine Meldung habe ich bestimmt nicht erstattet und nachher hat eben eine gefehlt."

Kirsten schwieg, starrte mit zusammengezogenen Augenbrauen vor sich hin.

„Es tut mir ja so leid", sagte Schwester Marie, „uns allen! Ich könnte mich ohrfeigen, daß ich nicht von mir aus die verdammten Dinger gezählt habe, bevor er zumachte. Aber es war ein solcher Wirbel. Du weißt ja selbst, wie das ist, wenn der Kreislauf der Patientin plötzlich zusammenbricht ... und im gleichen Augenblick wurden die neuen Blutkonserven hereingebracht, alles lief durcheinander ..."

„Und es besteht nicht die Möglichkeit", fragte Kirsten, „daß in diesem Durcheinander eine der jüngeren Schwestern einen Fehler gemacht, ich meine, die Kompresse einfach weggeworfen hat?"

„Ich habe sie verhört, jede einzelne, ich habe jeder ins Gewissen geredet, bis sie einem Nervenzusammenbruch nahe waren. Aber, das einzige, was dabei herausgekommen ist ... ich habe mich denkbar unbeliebt gemacht!"

Kirsten ließ nicht locker. „Das bringt mich auf eine andere Idee. Hatte Berg in der Klinik Feinde?"

Schwester Marie schüttelte den Kopf. „Dumme Frage. Du kennst ihn doch. Die Schwestern wären für ihn durchs Feuer gegangen."

„Und die Kollegen?"

Diesmal zögerte Marie mit der Antwort.

„Also red schon", sagte Kirsten, „es bleibt ja unter uns."

„Der Oberarzt hatte natürlich Neider", sagte Schwester Marie vorsichtig, „ist ja klar. Er war seit Jahren die rechte Hand des Professors, die Patientinnen himmelten ihn an, und jetzt stand er auch noch im Begriff, die einzige Tochter des Chefs, diesen Goldschatz, zu heiraten."

„War einer von diesen Neidern bei der Operation zugegen?"

„Ja", sagte Schwester Marie, „Dr. Gorski, unser jetziger Oberarzt. Versteh mich richtig, das soll nicht heißen, daß ich ihn beschuldige, obwohl ich ihn, ehrlich gestanden, nicht für einen Ehrenmann halte. Er ist einer von denen, weißt du, die die Schwestern gern zwicken, aber schikanieren, wenn sie es sich nicht gefallen lassen."

„Diesen Typ kenne ich!"

„Na, dann brauche ich dir ja wohl nichts mehr zu erzählen! Der hätte dem Oberarzt bestimmt gern ein Bein gestellt ... bloß, so eine dicke Sache trau ich ihm doch nicht zu!"

„Aber", sagte Kirsten hartnäckig, „immerhin war er bei der Operation dabei."

Schwester Marie schüttelte den Kopf. „Das besagt doch nichts. Er hatte doch gar keine ..." Sie stockte mitten im Satz, ihre Augen wurden groß. „Gelegenheit", ergänzte sie dann, aber es klang durchaus nicht überzeugt.

„Jetzt ist dir etwas eingefallen", bohrte Kirsten, „bitte, sag mir alles!"

„Ich weiß nicht ..." Schwester Marie schob den leeren Teller von sich. „Der Kuchen war übrigens gut."

„Also los, jetzt sag's mir schon!" drängte Kirsten. „Du darfst einfach nichts verschweigen, was Dr. Berg entlasten könnte."

Marie seufzte. „Na schön, du sollst es wissen, aber du wirst enttäuscht sein. Mir ist nur eben eingefallen, als ich mir die Schwestern vorknöpfte, da sagte mir Edeltraut, die jüngste, ein ziemlich albernes Ding, also, sie sagte mir heulend wie ein Schoßhund, daß Doktor Gorski sich während der Operation gebückt hätte ..."

Kirsten beugte sich vor. „Und ... weiter?"

„Nichts weiter. Mehr hat sie nicht gesehen."

Kirsten zündete sich eine neue Zigarette an. „Aber er könnte etwas aufgehoben haben."

„Stimmt. Könnte er. Aber dafür gibt es keinen Beweis."

„Diese Mullkompressen", sagte Kirsten, „waren doch sicher blutdurchtränkt. Nehmen wir einmal an, Dr. Gorski hätte eine aufgehoben und ... wohin getan? In die Hosentasche gesteckt, eine andere Möglichkeit hatte er nicht. Dann muß doch seine Hose blutig geworden sein!"

Schwester Marie unterbrach sie. „Kirsten, vergiß nicht, das alles liegt jetzt so viele Wochen zurück! Selbst wenn es sich so abgespielt hat, wie du jetzt gern annehmen möchtest, obwohl ich das für mehr als unwahrscheinlich halte ... dann kannst du mit der blutigen Hose auch nichts mehr beweisen. Die hätte Gorski längst zur Reinigung gebracht."

Kirsten kniff die Augen zusammen. „Vielleicht hat er Angst gehabt, es könnte auffallen ... er muß ja ein verdammt schlechtes

Gewissen gehabt haben. Vielleicht hat er nicht gewagt, die Hose zur Reinigung zu geben?"

„Dann hat er sie ... immer vorausgesetzt, daß deine Annahme richtig ist, einfach weggeworfen."

„Oder auch nicht." Kirsten legte beschwörend ihre Hand auf den Arm der Freundin. „Marie, Gorski wohnt doch auch in der Klinik, nicht wahr? Könntest du nicht mal bei Gelegenheit sein Zimmer durchsuchen? Das müßte dir doch möglich sein!"

Schwester Marie zuckte zurück. „Ich soll? Also, weißt du ..."

„Du riskierst ja nichts", sagte Kirsten. „Wenn du nichts findest, wird er nie erfahren, daß du geschnüffelt hast ... und wenn du wirklich auf etwas Verdächtiges stößt, dann ist dein Vorgehen damit schon gerechtfertigt! Du mußt es bloß so einrichten, daß er dich nicht dabei erwischt."

„Das wäre das wenigste. Gorski will dieses Wochenende, soviel ich weiß, in die Berge fahren."

„Das wäre die Gelegenheit! Bitte, Marie, tu's! Das Ganze ist schrecklich genug für Dr. Berg ... aber stell dir nur vor, wenn er unschuldig wäre! Du mußt es einfach tun, du weißt doch, was für ein fabelhafter Mensch er ist!"

Vera Hartwig hatte, nachdem ihre Mutter sie aus Dinkelscheidt zurückgeholt hatte, nur zwei Tage in Düsseldorf verbracht — gerade lange genug, um eine elegante Wintersportausrüstung zusammenzustellen. Professor Hartwig und seine Frau waren der Meinung, daß Vera eine Erholung nötig hätte, und das junge Mädchen, das in so viele unvorhergesehene Schwierigkeiten gerissen worden war, war froh, daß die Eltern ihr jede Entscheidung abnahmen. Sie ließ sich ohne Begeisterung, aber auch ohne Aufbegehren in den Nachtschnellzug nach München verfrachten und kam am Vormittag des nächsten Tages in Garmisch-Partenkirchen an, wo der Vater ihr im Hotel *Alpenrose* ein Zimmer mit Bad hatte reservieren lassen.

Das Wetter war sonnig klar, die Berge lockten. Vera fuhr mit ihren Skiern zur Zugspitze hinauf, hatte eine herrliche Abfahrt und begann das Leben wieder lebenswert zu finden.

Als sie am Samstag nachmittag kurz vor Sonnenuntergang in ihr Hotelzimmer zurückkehrte, leuchtete ihr von dem kleinen Schreibtisch ein riesiger Strauß leuchtend roter Rosen entgegen. Sie wußte sofort, daß dies nur der Gruß eines Verehrers sein konnte, und die

Namen verschiedener Herren, die sie kennengelernt hatte, schwirrten ihr durch den Kopf, während sie den kleinen Umschlag öffnete.

Sie las die wenigen Zeilen: *Bin im Hotel ‚Zugspitzblick' abgestiegen. Ruf mich bitte an, wenn Du Lust hast, mich zu sehen — aber nur dann. Ich habe große Sehnsucht nach Dir, Günther.*

Sie rief ihn an.

Als sie vom Lift her auf ihn zuging, sprang er auf, und die unverhohlene Bewunderung in seinen Augen tat das ihrige dazu, sie für ihn einzunehmen.

„Prinzessin", sagte er und beugte sich über ihre Hand, „mir fehlen die Worte ... du siehst hinreißend aus!"

„Ich habe mich ganz gut erholt", wehrte sie lächelnd ab. Tatsächlich war sie sich durchaus bewußt, daß der goldschimmernde, hautenge Après-Ski-Anzug die Vorzüge ihrer jugendlichen Figur auf nahezu unstatthafte Weise hervorhob. Das Sonnenbraun ihrer Haut ließ ihre Zähne sehr weiß, die tiefblauen Augen sehr leuchtend erscheinen. „Aber erzähle mir nicht, daß du die weite Reise nur aus dem Grund unternommen hast, um mir das zu sagen!"

Sein Blick wurde ernst. „Um dich wiederzusehen, Vera!"

„Nur deshalb?" fragte sie kokett.

„Ja. Ich kann dir nicht sagen, wie froh ich war, als ich erfuhr, daß du und Klaus ..." Ihr leichtes Stirnrunzeln warnte ihn, und er unterbrach sich sofort. „Aber wir wollen uns nicht den Abend mit diesen alten Geschichten verderben. Komm, gehen wir in die Bar, ich habe Lust auf einen Apéritif und du sicher auch. Skifahren macht durstig, habe ich mir sagen lassen."

In der gemütlichen Bar, die mit Kuhglocken, Milchbutten und hölzernen Tränken ausgestattet war, führte er sie zu einem kleinen, etwas abseits stehenden Tisch, bestellte bei der herbeieilenden Kellnerin in Sennerinnentracht zwei Sekt-Cocktails.

„Wie geht es meinen Eltern?" fragte Vera. „Ich war bisher zu faul, um ihnen zu schreiben, aber ich denke, sie werden bald anrufen."

„Gut", sagte Gorski, „alles in Ordnung. Du brauchst dir keine Sorgen zu machen."

„Und in der Klinik?"

Er legte seine schmale Hand auf ihren Arm. „Vera", sagte er, „willst du mir einen Gefallen tun? Laß uns heute abend nicht von der Klinik sprechen. Wir haben nur diese eine Nacht und den morgigen Tag ... Montag früh muß ich wieder in Düsseldorf sein."

„Schon?“

„Ich werde wiederkommen, wenn du es möchtest.“

Die Kellnerin brachte die Cocktails. Sie stießen an, tranken, plauderten. Später gingen sie zusammen essen, dann in ein intimes Lokal zum Tanz, und den ganzen Abend ließ Gorski es nicht zu, daß Vera über Klaus Berg redete. Er verstand es glänzend, sie abzulenken und zu unterhalten.

Vera hatte das Gefühl, sich seit langer Zeit nicht mehr so amüsiert zu haben.

Als er sie nach Mitternacht durch den frostklirrenden Schnee zu ihrem Hotel zurückführte, war es ihr ganz selbstverständlich, sich bei ihm einzuhängen. Sie war leicht beschwipst.

„Oh, Günther“, sagte sie atemlos, „ich wußte gar nicht, daß ich so ausgelassen sein kann!“

„Du hast es nur vergessen, Prinzessin! Deine strahlende Heiterkeit war immer das, was mich am meisten an dir fasziniert hat.“

„Dann ... bin ich wohl alt geworden.“

„Du hast keinen Grund, den Kopf hängen zu lassen. Es war schwer für dich, ich weiß es. Trotzdem glaube ich, es ist gut, daß alles so gekommen ist ... in einer Ehe mit Klaus wärst du nie glücklich geworden. Auch dann nicht, wenn er Oberarzt geblieben wäre.“

„Vielleicht hast du recht“, gab sie zögernd zu.

Er nahm sie in die Arme, küßte sie zärtlich. „Vera, liebe, geliebte Vera, ich bin ja so froh ... so froh, daß du endlich aus deinem Traum erwacht bist.“

Sie schmiegte sich in seine Arme, erwiderte seine Küsse. „Ich auch, Günther“, flüsterte sie.

Nach der Krankenvisite am Sonntag morgen zog Professor Hartwig hastig seinen weißen Kittel aus, wusch sich die Hände, ließ sich von einer Schwester in Jacke und Mantel helfen und verließ das Haus. Vor dem Portal wartete schon Schmitz, der Chauffeur, am Steuer des Wagens. Er hatte Anweisung, den Chef abzuholen und in die Stadt zu fahren. In der Weinstube *Tigges am Türmchen* hatte Professor Hartwig eine Verabredung mit seinem alten Freund Rechtsanwalt Dr. Holstermann.

„Gehen wir gleich in medias res“, sagte der alte Herr, als sie sich begrüßten und Professor Hartwig seinen Mantel ausgezogen hatte, „damit wir es hinter uns bringen, bevor die anderen kommen.“

Hartwig ließ sich schwer auf einen der hölzernen Stühle fallen. „Also ... wie sieht's aus? Hast du Einsicht in die Akten genommen?"

„Habe ich!" Dr. Holstermann nahm einen Schluck, „und ich muß dir sagen, es sieht nicht gut aus, leider."

„Aber es ist doch noch gar nicht bewiesen, daß überhaupt ein Fehler gemacht worden ist! Soviel ich weiß, haben doch alle Untersuchungen der Patientin ergeben ..."

„Sicher. Bewiesen ist nichts. Gut möglich, daß der Prozeß auslaufen wird wie das Hornberger Schießen, aber ..."

„Diesen verdammten Prozeß sollst du verhindern! Ich will keinen Prozeß, Holstermann, das habe ich dir doch deutlich genug erklärt!"

Der Rechtsanwalt winkte dem Kellner, der seinen Kopf in das Hinterzimmer steckte. „Bringen Sie dem Herrn Professor ein Glas." Er wandte sich wieder dem Freund zu. „Nun paß mal auf, ich bin ja kein Trottel. Ich begreife genau, daß du keinen Prozeß willst und warum du keinen willst. Aber dann hättest du mich nicht erst jetzt hinzuziehen sollen, sondern sofort, als die Sache passierte. Damals wäre noch alles möglich gewesen. Jetzt, nachdem dieser Gorski derart verheerende Aussagen gemacht hat, ist es zu spät."

Professor Hartwig starrte den Rechtsanwalt an. „Wer?" fragte er, als ob er seinen Ohren nicht traute. „Dr. Günther Gorski?"

„Genau. Er hat dem Staatsanwalt Material in die Hand gegeben, das sich einfach nicht vertuschen läßt. Dr. Gorski ist der Hauptbelastungszeuge gegen deinen ehemaligen Oberarzt und damit auch gegen dich! Jetzt sag bloß noch, daß du das nicht gewußt hättest!"

Das Gesicht des Professors hatte sich gefährlich gerötet. „Ausgerechnet Gorski!" stieß er hervor. „So ein verdammter Kerl!"

Der Rechtsanwalt gab ihm ein mahnendes Zeichen, und Professor Hartwig verstummte, denn in diesem Augenblick kam der Kellner mit dem Weinglas.

Allmählich nahm das Gesicht des alten Arztes wieder eine normale Farbe an, aber seine Augen waren immer noch dunkel vor Empörung. „Hat man denn so etwas je gehört! Ein Arzt, der es darauf anlegt, seinen eigenen Kollegen hereinzureißen ... und das ausgerechnet an meiner Klinik! Erzähl mir nur nicht, daß Gorski das vielleicht nur aus Naivität und Dummheit getan hätte."

„Da will ich dir gar nicht widersprechen", sagte der Rechtsanwalt ruhig.

Professor Hartwig starrte vor sich hin. „Warum", grübelte er, „warum hat er das nur getan?! Ganz abgesehen davon, daß es so ungefähr das Unanständigste ist, was es gibt, einen Kollegen, dem mal ein Malheur passiert ist, hereinzureißen... Er muß doch wissen, daß er damit nicht nur Dr. Berg, sondern auch mir, der Klinik, letztlich sich selbst schadet."

„Das kann ich gar nicht finden", sagte der Rechtsanwalt ruhig. „Sich selbst hat er bisher doch nur genutzt. Hätte er die Sache nicht so aufgebauscht, wäre Berg doch heute noch Oberarzt bei dir."

„Da bin ich nicht sicher", unterbrach ihn Professor Hartwig, „stimmt, ich hätte ihn behalten, aber er wollte ja gehen. Der Fall hat ihm einen schweren Schock versetzt."

„Aber immerhin, deine Tochter hätte er doch wohl geheiratet ... trotz dieser verpatzten Trauung damals... oder etwa nicht?"

„Du meinst, es geht Gorski um Vera?"

„Ich habe so etwas läuten hören, daß die jungen Leute eine Zeitlang recht befreundet waren, und, von Liebe einmal ganz abgesehen, sie ist deine einzige Tochter, die Erbin der Klinik... das sollte für einen ehrgeizigen jungen Arzt schon ein gewisser Anreiz sein."

„Du hast recht", sagte Professor Hartwig, „du hast tausendmal recht! Dieser Schuft, dieser Halunke..."

„Wenn du dich weiter so aufregst", fiel ihm Dr. Holstermann ins Wort, „dann machst du es mir unmöglich, dir alles zu erzählen!"

„Rede!"

„Frau Rainer hat also ausgesagt, daß er, Dr. Gorski, sie darauf aufmerksam gemacht hat, daß es richtig wäre, ihrem Mann den Fall zu erzählen. Sie hatte das nämlich ganz bewußt vermieden, weil ihr Mann sehr leicht erregbar ist und weil sie ihn nicht unnötig beunruhigen wollte."

„Ich verstehe", sagte Professor Hartwig, „und dadurch kam es überhaupt erst zur Anzeige! Am liebsten möchte ich diesem verdammten Kerl den Hals umdrehen!"

„Es war noch anders", sagte der Rechtsanwalt ruhig, „trotz der Mahnung Dr. Gorskis konnte Frau Rainer sich nicht entschließen, mit ihrem Mann zu sprechen. Er hat es auch gar nicht durch sie erfahren, sondern durch einen anonymen Anruf!"

„Wieder Gorski!"

„Schon möglich. Aber das werden wir ihm niemals beweisen können. Es hat auch gar keinen Zweck, das zu versuchen. Selbst wenn wir ihn darauf festnageln könnten — jedes Gericht der Welt würde ihm abnehmen, daß er nur aus ärztlichem Verantwortungsgefühl gehandelt hat."

„Ausgerechnet!" Professor Hartwig beugte sich vor. „Ganz ehrlich, Holstermann, was soll ich jetzt tun?"

Der Rechtsanwalt knipste sorgfältig die Spitze einer schlanken braunen Zigarre ab, schnupperte daran. „Gar nichts", sagte er gelassen, „in diesem Stadium kannst du überhaupt nichts tun. Du mußt wissen, von welcher Seite die Gefahr droht, nicht von Frau Rainer und ihrem anscheinend recht cholerischen Mann. Die wissen gar nichts. Die wirkliche Gefahr kommt aus deinem eigenen Haus."

„Gut. Ich habe begriffen. Ich werde mit Gorski reden!"

„Nur das nicht, Hartwig!" Der Rechtsanwalt war ehrlich erschrocken. „Das könnte wie Zeugenbeeinflussung aussehen, damit würdest du dich noch tiefer in die Nesseln setzen. Nein, Gorski gegenüber darfst du dir nichts anmerken lassen."

Professor Hartwig stöhnte. „Du mutest mir allerhand zu!"

10

Kirsten Lenz hatte sich den ganzen Tag nicht vom Telefon entfernt. Aber es wurde acht Uhr abends, bevor sie aus Düsseldorf der Anruf, auf den sie so sehnlich gewartet hatte, endlich erreichte.

„Ja, Marie?" fragte sie aufgeregt, „natürlich, hier spricht Kirsten! Spann mich nicht auf die Folter! Was hast du gefunden?"

„Nichts."

Die Enttäuschung war so groß, daß Kirsten sekundenlang keine Worte fand.

„Ich habe wirklich alles durchgestöbert", versicherte Schwester Marie, „aber es gab einfach nichts zu finden. Ich habe es dir ja gleich gesagt. Es war überhaupt albern, anzunehmen ..."

„Ich weiß", sagte Kirsten niedergeschlagen, „aber ein Ertrinkender greift eben nach einem Strohhalm."

„Es tut mir leid, Kirsten! Grüß ... du weißt schon, wen! Sag ihm, ich halte ihm Däumchen, vielleicht kommt er doch noch mit einem blauen Auge davon."

„Danke, Marie ... ich werde es ausrichten."

Die Sprechstunden wurden für Dr. Berg mehr und mehr zur Qual. Kirsten hatte zwar recht gehabt, es gab einige Patientinnen, die ihn nicht im Stich ließen — aber es waren nicht mehr als vier oder fünf, die ihn während des ganzen Tages aufsuchten.

Die anderen blieben weg, manche mit fadenscheinigen Entschuldigungen, andere nahmen sich nicht einmal die Mühe, ihr Ausbleiben zu erklären. Niemand, außer Frau Hansel, wagte es, ihm den Verdacht, der gegen ihn entstanden war, ins Gesicht zu schreien. Aber das machte die Sache nicht besser. Dr. Berg kam sich vor wie ein Verfemter.

Auch jene Patientinnen und Patienten, die sich nicht abschrecken ließen, ihn aufzusuchen, erleichterten ihm die Situation nicht. Aus dem Wunsch heraus, ihn nicht zu verletzen, waren sie so besonders nett, daß es ihm nicht eine Sekunde lang möglich war, zu vergessen, in welch unmöglicher Situation er sich befand.

Professor Hartwig hatte, wenn auch äußerst widerwillig, den Rat Holstermanns befolgt. Er hatte Günther Gorski wegen seiner belastenden Aussage bei der Polizei nicht zur Rede gestellt. Da er aus Erfahrung wußte, wie schwer es ihm fiel, mit der Wahrheit hinter dem Berg zu halten, war er in der letzten Woche ganz bewußt jedem privaten Beisammensein mit dem frischgebackenen Oberarzt ausgewichen. Er hatte aber nicht vermeiden können, ihm tagtäglich in der Klinik zu begegnen, und die geschmeidige, übertriebene ehrerbietige Art des jungen Mannes war nicht dazu angetan, ihn zu besänftigen, sondern hatte im Gegenteil seiner Empörung immer neue Nahrung gegeben.

„Leisetreter", murmelte er verächtlich durch die Zähne, als er am Donnerstag morgen nach der Frühvisite seinen Assistenten und Gorski den Rücken wandte, um sein Arbeitszimmer aufzusuchen.

„Wie bitte?" fragte Schwester Marie, die an seiner Seite geblieben war, konsterniert.

Wie ein gereizter Stier sieht er aus, dachte die Schwester und mußte ein Lächeln unterdrücken.

Dieser Eindruck verstärkte sich noch, als Gorski seinem Chef nacheilte und wenige Meter hinter ihm rief: „Kann ich dich einen Augenblick sprechen, Chef?"

Professor Hartwig fuhr herum, als ob er den jungen Oberarzt im nächsten Moment auf die Hörner nehmen wollte. „Was willst du?" fragte er barsch. „Du weißt, ich habe wenig Zeit."

Dr. Gorski lächelte gewinnend. „Ja, natürlich, Onkel Konrad, ich werde deine Aufmerksamkeit auch nur wenige Minuten in Anspruch nehmen."

Sein Charme prallte wirkungslos an Professor Hartwig ab.

„Also, was gibt's?" grollte der Alte.

Dr. Gorski trat an ihm vorbei, öffnete die Tür zu seinem Zimmer. „Vielleicht gehen wir doch besser hinein", sagte er gelassen.

Diese Aufforderung konnte Professor Hartwig schlecht abschlagen, aber das Gefühl, überfahren worden zu sein, stimmte ihn nicht eben freundlicher.

Er dachte nicht daran, dem ungebetenen Besucher einen Platz anzubieten, lief selbst in dem großen, geschmackvoll eingerichteten Raum ruhelos auf und ab.

Dr. Gorski räusperte sich, um seiner Stimme Festigkeit zu geben. „Es handelt sich um nichts Außergewöhnliches, Onkel Konrad", sagte er, „ich möchte dich nur bitten, mir dieses Wochenende freizugeben, möglichst von Freitag abend an."

Professor Hartwig blieb vor ihm stehen. „Wenn ich mich recht erinnere", sagte er, „hattest du doch erst vergangenes Wochenende frei?"

„Ja, stimmt. Eben deshalb brauche ich deine spezielle Erlaubnis."

Professor Hartwig wollte schon lospoltern, aber gerade noch rechtzeitig fiel ihm Dr. Holstermanns Warnung ein. „Also gut", sagte er mit Überwindung, „von mir aus. Wenn du einen Kollegen dazu kriegst, freiwillig mit dir zu tauschen."

Dr. Gorski atmete auf. „Danke, Onkel Konrad, ich wußte es ja..." Und, die Türklinke schon in der Hand, fügte er arglos hinzu: „Vera wird sich bestimmt riesig freuen!"

„Halt!" brüllte Professor Hartwig. „Hiergeblieben! Was hat Vera damit zu tun?"

Dr. Gorski war zusammengezuckt, faßte sich aber rasch wieder. „Ich fahre zu Vera nach Garmisch", erklärte er, „wußtest du das nicht? Ich dachte, Vera hätte euch von meinem letzten Besuch erzählt."

„Lüg mich nicht an!" brüllte Professor Hartwig. „Ich habe dir verboten, meiner Tochter nachzustellen... tu nicht so, als ob du das vergessen hättest!"

„Aber, Onkel Konrad", sagte Günther Gorski, ehrlich verwundert, „damals lagen die Dinge doch anders! Du hast mich gebeten, sie nicht zu verwirren, und das habe ich auch gehalten... aber jetzt, wo es mit Klaus Berg endgültig aus ist..."

„... jetzt glaubst du, daß dein Weizen blühen müßte? Das hast du dir fein ausgedacht, mein Junge... aber du hast die Rechnung ohne den Wirt gemacht!"

Dr. Gorski senkte die Lider über die dunklen Augen. „Das verstehe ich nicht."

Professor Hartwig vergaß alle Vorsicht. „Sag mal, für wie blöd hältst du mich eigentlich? Du hast dir wohl eingebildet, ich alter Trottel würde nie darauf kommen, daß du Klaus Berg hereingerissen hast?"

Dr. Gorski wurde blaß, wich unwillkürlich einen Schritt zurück. „Hereingerissen?"

„Halt den Mund! Jetzt rede ich! Schlimm genug, daß diese Geschichte mit dem verdammten Tuch passiert ist, ausgerechnet in meiner Klinik ... aber du hast den ganzen Dreck doch erst aufgerührt! Du hast bei deiner Aussage vor der Polizei alles darauf angelegt, Klaus Berg zu belasten."

„Ich habe nur die Wahrheit gesagt!"

„Das was du Wahrheit nennst! Kannst du etwa beweisen, daß er das Tuch tatsächlich in der Bauchhöhle der Patientin vergessen hat?"

„Wo soll es denn sonst sein?"

„Was weiß ich! Jedenfalls war es nicht nötig, Frau Rainers Mann zu informieren ..."

„Aber der hätte es doch früher oder später sowieso erfahren!" Kaum war Dr. Gorski dieser Satz entschlüpft, als er ihn am liebsten wieder zurückgeholt hätte.

Professor Hartwig starrte ihn an. Dann sagte er mit einer Stimme, die doppelt gefährlich klang, weil sie plötzlich ganz ruhig geworden war: „Du hast es also getan ... du Lump, du Verräter, du ... Schweinehund!"

„Ich verbitte mir ..."

„Du hast dir gar nichts zu verbitten! Verdammt, was bist du doch für eine Laus! Eines sage ich dir ... laß deine Finger von Vera! Niemals werde ich meine Erlaubnis dazu geben, daß sie einen Kerl wie dich heiratet! Und was dein Wochenende betrifft ... der Urlaub ist gestrichen, verstanden?"

„Und wenn ich trotzdem fahre?"

„Dann brauchst du meine Klinik nicht mehr zu betreten! Bilde dir bloß nicht ein, daß ich auf dich angewiesen wäre, es gibt Tausende von Ärzten, die genauso tüchtig sind, wie du. Geh jetzt endlich! Ich kann deinen Anblick nicht länger ertragen!"

Dr. Bergs Vater sollte am Samstag aus dem Krankenhaus entlassen werden und von dort aus sofort in ein Sanatorium im Sauerland fahren. Klaus entschloß sich, den alten Herrn am Freitag nachmittag nochmals zu besuchen und ihm einen Koffer voll Wäsche und Anzüge mitzubringen, die er inzwischen hatte reinigen und reparieren lassen. Er konnte sich einen solchen Abstecher mitten in der Woche durchaus erlauben, denn Hausbesuche hatte er so gut wie keine mehr.

Als Kirsten von diesem Plan erfuhr, erbot sie sich, ihn zu begleiten. Dr. Berg war das zwar nicht ganz recht, denn er hatte vor, seine Situation mit dem Vater endgültig zu klären, dann aber sagte er doch zu, weil es ihm nach kurzem Nachdenken so schien, als wenn es vielleicht gut wäre, bei dieser Gelegenheit auch Kirsten gleich vor die vollendete Tatsache zu stellen.

Auf der Fahrt nach Essen sprachen sie über alles mögliche, vermieden aber ganz bewußt, die Themen zu berühren, die sie wirklich interessierten. Sie waren beide froh, als sie das Ziel endlich erreicht hatten, das Gespräch, immer aneinander vorbei, war zu einer Qual geworden.

Der alte Herr empfing sie sehr munter in seinem Krankenzimmer. Er war vollständig angezogen, hatte aber über Hemd und Hose statt der Jacke einen abgetragenen Hausmantel gezogen.

„Na, das ist aber eine Überraschung, Junge", sagte er, „ich hatte gar nicht mehr erwartet, dich vor meiner Abreise noch zu sehen."

Jetzt wurde er auf Kirsten aufmerksam, sagte zögernd: „Na, und das ist wohl ..."

Kirsten Lenz fiel ihm rasch ins Wort: „Kirsten Lenz aus Dinkelscheidt, Herr Doktor! Eigentlich müßten Sie sich an mich erinnern, wir haben uns schon kennengelernt."

Der alte Herr sah von Kirsten zu seinem Sohn. „Also nicht deine Braut?"

„Ich habe keine Braut mehr, Vater", erklärte Dr. Berg ein wenig steif, „Vera und ich haben uns getrennt."

„Hat wohl die Nerven verloren, die Kleine?"

„Ja", sagte Dr. Berg, „so kann man es auch nennen."

„Setzt euch doch, Kinder, macht's euch bequem. Wo? Natürlich auf dem Bett. Das alte Klappergestell da ..." Er setzte sich selbst in den Sessel am Fenster, „... ist den Patienten vorbehalten!"

„Vater", sagte Dr. Berg, „ich habe Kirsten mitgebracht, um ..." Er stockte.

„Um sie mir vorzustellen! Gut so, Junge, ein prächtiges Frauenzimmer, bin sehr mit ihr einverstanden!"

„Nein, Vater, ich meine, Kirsten ist schon in Ordnung, ich verdanke ihr viel. Ich hätte bestimmt nicht bis heute durchgehalten, wenn sie mir nicht immer wieder Mut gemacht hätte, aber ... es hat keinen Zweck mehr."

Der alte Doktor runzelte die Stirn. „Möchten Sie mir mal erklären, Kirsten, was der Junge da sagt?"

Kirsten war blaß geworden. „Ich höre es auch zum erstenmal", sagte sie, „und es fällt mir genauso schwer wie Ihnen, das zu verdauen."

„Nun macht es mir doch nicht so schwer", sagte Klaus erbittert, „ihr wißt beide ganz genau, was ich sagen will! Es hat keinen Zweck, ich muß die Praxis auflösen. Ich bin ein geschlagener Mann."

Kirsten versuchte ihm zu helfen. „Es hat Schwierigkeiten gegeben, Herr Doktor", sagte sie, „die Sache hat sich in Dinkelscheidt herumgesprochen, und Sie wissen doch, wie borniert die Leute sind."

„Ich kann das nicht borniert finden", sagte Klaus Berg hart, „höchstens vernünftig. Schließlich... ich möchte mich auch nicht einem Arzt anvertrauen, von dem ich weiß, daß er bei Operationen nicht die nötige Vorsicht walten läßt!"

„Du mußt Geduld haben, Klaus", mahnte der Vater, „mit der Zeit werden die Leute schon darauf kommen, daß du doch ein guter Arzt bist."

„Ja! Fünf Patienten am Tag, von denen mindestens zwei schwangere Mädchen sind, die eine Abtreibung von mir verlangen, weil sie mich für einen dunklen Ehrenmann halten."

„Klaus!" rief Kirsten entsetzt.

„Sieh mich nicht so an! Ja, es ist so... ich wollte es dir bisher nur nicht erzählen, du hast Ärger genug mit mir. Es geht einfach nicht länger! Meine finanziellen Reserven sind erschöpft."

„Ich habe dir angeboten...", sagte Kirsten.

„Ja, ich weiß. Aber das ist indiskutabel." Dr. Berg beugte sich vor, zwang seinen Vater, ihn anzusehen. „Ich muß diese Betten in der Privatklinik monatlich pauschal bezahlen, auch wenn ich keinen Patienten habe... aber das muß ich einfach, denn ohne ein einziges Krankenhausbett bin ich erledigt. Und das ist noch nicht alles. Ich habe keine Sprechstundenhilfe, und ich werde auch keine bekommen, weil kein Mädchen, das etwas auf sich hält, zu einem verkrachten Arzt wie mir gehen würde."

„Du übertreibst, Klaus", widersprach Kirsten. „Ich habe mehrere Mädchen in Aussicht."

„Ich könnte sie ja nicht einmal bezahlen!"

Der alte Herr und Kirsten schwiegen betroffen.

„Fangt ihr langsam an, zu begreifen? Ich muß versuchen, in einem

Labor unterzukommen. Etwas anderes gibt es für mich nicht mehr. Falls nicht ein Wunder geschieht ... und ich glaube nicht mehr an Wunder."

Kirsten sah den alten Doktor prüfend an. „Ich hätte ja einen Vorschlag", sagte sie, „aber es kommt natürlich darauf an, Herr Doktor, wie es mit Ihrer Gesundheit steht."

„Einmalig!" versicherte der alte Herr. „Der Gedanke, jetzt in ein Sanatorium zu müssen, ist mir zuwider!" Er reckte die Arme.

„Was soll das?" fragte Klaus Berg unbehaglich.

„Junge, Junge, hast du denn immer noch nicht kapiert? Ich werde das dämliche Sanatorium sausen lassen und mit dir nach Dinkelscheidt zurückkehren. Ich weiß, du hältst mich für ein bißchen verkalkt, und das mag auch stimmen ... aber um bei dir die Sprechstundenhilfe zu spielen, dazu reicht es allemal noch! Na, was sagst du jetzt?"

Kirsten sprang auf, drückte dem alten Herrn einen Kuß auf die Wange. „Herr Doktor, Sie sind wunderbar!"

Er schmunzelte. „Mehr! So eine Belobigung lasse ich mir gefallen!"

Kirsten Lenz rief: „Verstehst du denn nicht, Klaus? Wenn dein Vater mitkommt, bist du aus den Sorgen raus! Er kann dir nicht nur helfen, es wird auch mächtigen Eindruck auf die Dinkelscheidter machen, wenn er sich an deine Seite stellt! Ein beliebter und geachteter Arzt wie dein Vater! Oh, Klaus, ich bin ja so froh! Du bist doch einverstanden?"

„Das Sanatorium", sagte der alte Herr, „läuft mir ja nicht weg. Da kann ich immer noch hin, wenn erst wieder alles im Lot ist ... na, nun sag schon was, Klaus! Aber bloß nicht, daß dir unser Plan nicht paßt!"

Dr. Klaus Berg hatte Mühe, seine innere Bewegung zu verbergen. „Komisch", sagte er, „wenn man in so eine Krise hineingerät, dann hat man zuerst das Gefühl, daß alles über einem zusammenbricht, bis man darauf kommt, daß auch solche Tiefschläge des Schicksals sein müssen. Denn erst wenn es einem richtig dreckig geht, lernt man die Menschen zu schätzen, die es wirklich gut mit einem meinen."

„Also, du bist einverstanden, Klaus?" rief Kirsten.

„Als wenn ihr mir überhaupt erlauben würdet, anderer Meinung zu sein! Ja, ich bin einverstanden, Vater. Ich werde dir das niemals vergessen."

Günther Gorski hatte es nicht gewagt, gegen den ausdrücklichen Befehl Professor Hartwigs nach Garmisch zu fahren und Vera wiederzusehen. Zähneknirschend hatte er sich gefügt und seinen Dienst in der Klinik verrichtet, als wenn nichts geschehen wäre. Professor Hartwig gegenüber legte er die gleiche geschmeidige Höflichkeit an den Tag wie immer und setzte alles daran, es nicht zu einem neuen Zusammenstoß kommen zu lassen.

Aber das bedeutete nicht, daß er seinen Plan, Vera für sich zu gewinnen, aufgegeben hätte. Er war entschlossen, Glück und Karriere, wenn es nicht anders ging, auch zu erzwingen.

Er hielt Augen und Ohren offen, und so erfuhr er bald, daß Vera nach Düsseldorf zurückgekehrt war. Es blieb auch kein Geheimnis für ihn, daß sie jetzt Fahrstunden nahm. Durch ein scheinbar zufälliges, von ihm geschickt gelenktes Gespräch mit dem Chauffeur des Professors brachte er auch den Namen der Fahrschule heraus. Das war für ihn deshalb so wichtig, weil er es nach der letzten großen Auseinandersetzung nicht mehr riskieren wollte, Vera zu besuchen oder auch nur anzurufen. Er wollte und mußte sie auf neutralem Boden treffen.

Um halb vier parkte er vor dem Tor, das in den Hof der Fahrschule führte. Er zündete sich eine Zigarette an, wappnete sich mit Geduld. Es regnete in Strömen. Er ließ Motor und Scheibenwischer laufen.

Eine Viertelstunde später kam Vera von ihrer ersten Ausfahrt zurück, stieg vor dem Tor aus dem Schulwagen aus, der in den Hof hineinfuhr. Gorski beobachtete alles durch das heruntergekurbelte Fenster.

Vera war sichtlich guter Laune. Ihre Wangen glühten, ihre tiefblauen Augen leuchteten. Sie trug einen roten Lackledermantel mit dazupassendem Südwester, rote Lacklederstiefel an den schlanken Beinen. Der Regen schien ihr nichts auszumachen, sie wandte sich schon zum Gehen, als Günther Gorski hupte.

Sie drehte sich um, rasch stieg er aus, kam auf sie zu — sie begrüßte ihn mit einem blitzenden Lächeln, das aber dann, von einer Sekunde zur anderen, wie weggewischt war.

„Hallo, Vera", sagte er unbefangen, „ich habe mir erlaubt, dich abzuholen."

Sie schob beide Hände in die Manteltaschen, sagte zurückhaltend: „Tag, Günther!"

„Nanu, ich hatte aber eine etwas freundlichere Begrüßung erwartet!“

„Du bildest dir allerhand ein!“ Sie wich seinem Blick aus.

„Sei nicht albern. Es kann doch kein Vergnügen für dich sein, im Regen spazierenzugehen.“

„Vielleicht doch.“

„Vera“, sagte er eindringlich, „wir waren doch die besten Freunde, als wir das letztemal auseinandergingen! Was ist denn plötzlich los mit dir?“

„Nichts, gar nichts. Schön, wir haben ein nettes Wochenende miteinander verbracht, was weiter? Das gibt dir doch kein Recht, mir aufzulauern.“

Er trat einen Schritt zurück. „Ich weiß zwar nicht, was hier gespielt wird“, sagte er heiser, „aber ich werde es herausbringen. Irgend jemand scheint gegen mich zu intrigieren. Auch dein Vater ist plötzlich so verändert mir gegenüber.“

„Tu doch nicht so!“ rief sie heftig. „Du weißt genau, was los ist!“

„Wenn ich es wüßte“, sagte er, „glaubst du dann, ich wäre hierhergekommen? Wenn ich geahnt hätte, daß du mich nicht mehr magst ... ich wäre bis ans Ende der Welt gelaufen, statt mich dieser schrecklichen Enttäuschung auszusetzen.“

Sie sah ihn schweigend an.

„Leb wohl, Vera“, sagte er. „Es tut mir weh, daß du mich verurteilst, ohne mich angehört zu haben.“ Er verzog sein Gesicht zu einem schiefen, melancholischen Grinsen. „Aber da kann man wohl nichts machen. Leb wohl.“ Er drehte sich um.

Vera brachte es nicht über sich, ihn so gehen zu lassen. Mit wenigen Schritten war sie bei ihm, legte ihre Hand auf seinen Arm. „Es tut mir leid, Günther.“

Er sah auf sie herab. „Also, komm, steig ein. Ich will ja nichts weiter als eine Erklärung! Jeder Angeklagte hat doch ein Recht darauf, zu hören, was ihm vorgeworfen wird.“

Damit sprach er genau das aus, was Vera empfunden hatte, seit ihre Mutter ihr alles erzählt hatte. Sie konnte es einfach nicht glauben, daß Günther Gorski, den sie schon so lange kannte, fähig gewesen sein sollte, seine Kollegen, Klaus Berg und den Vater, zu verraten.

„Gut“, sagte sie, „wenn du darauf bestehst.“

Er öffnete die Autotür, ließ sie einsteigen, ging um den Wagen herum, setzte sich hinter das Steuer.

Sie zog ein Taschentuch hervor und wischte sich die Regentropfen ab, die wie Tränen über ihr frisches Gesicht liefen. „Du hast bei der Polizei gegen Klaus und gegen Vater ausgesagt!“ stieß sie heftig hervor, um ihre Unsicherheit zu überspielen.

„Hätte ich denn lügen sollen?“

„Vater sagt, du hast Klaus mit deiner Aussage hereingerissen, und du hast Frau Rainer geraten, ihrem Mann alles zu sagen. Dann hast du ihn auch noch angerufen und ihm die ganze Sache erzählt!“

„Das soll mir erst einmal jemand beweisen.“

Sie fuhr herum, starrte ihn mit aufgerissenen Augen an. „Ist das alles, was du dazu zu sagen hast?“

„Ja, begreifst du denn nicht!“ schrie er. „Ich mußte doch Klaus das Handwerk legen. Es geht doch einfach nicht, daß einer sich alles erlauben kann, daß einer alles bekommt, alles gewinnt ... und die anderen müssen dabeistehen und zusehen!“

„Die anderen“, sagte Vera kalt, „damit meinst du wohl dich? Ich habe genug von dir. Vater hat ganz recht. Du bist nicht einmal wert, Klaus die Schnürsenkel zuzubinden!“

Sein Gesicht verzerrte sich. „Also so ist das! Du hast dich wieder mit Klaus versöhnt!“

„Nein!“

„Warum verteidigst du ihn dann? Warum lobst du ihn in den Himmel? Dir hat er doch nur Leid gebracht! Hast du die geplatzte Hochzeit schon vergessen? Und wie war er in Dinkelscheidt zu dir? Du brauchst mir gar nichts zu erzählen! Wenn er dich nicht wie den letzten Dreck behandelt hätte, wärst du doch nicht wieder zurückgekommen.“

„Nein, das stimmt nicht“, sagte sie plötzlich ganz ruhig, „ich habe mich von Klaus getrennt, weil ich zu schwach war, um den Kampf durchzustehen. Aber niemand weiß besser als ich, was für ein wunderbarer Mensch er ist. Er ist ein wirklicher Arzt aus Berufung.“

„Dann geh doch wieder zurück zu deinem wunderbaren Arzt“, brüllte er, „geh doch! Aber er wird dich wieder und wieder enttäuschen, denn für ihn zählen nur seine Patienten!“

„Deshalb eben bewundere ich ihn. Bitte, Günther, laß mich aussteigen. Das führt doch zu nichts.“

Aber er dachte nicht daran, anzuhalten. Verbissen erhöhte er noch das Tempo. In einer Kurve schleuderten die Räder über den nassen Asphalt. Wasser spritzte zu beiden Seiten hoch.

Sie schrie auf. „Günther!"

„Jetzt will ich dir mal etwas sagen", keuchte er, „es gibt nur einen Menschen, der dich wirklich liebt, und das bin ich! Nur ich! Du denkst, ich hätte es getan, um Oberarzt zu werden? Als wenn mir daran etwas läge! Deinetwegen, nur deinetwegen habe ich Klaus hereingerissen!"

Sie zuckte zurück, drückte sich dicht an die Tür, so weit von ihm entfernt wie nur möglich. Sein Gesicht hatte sich zu einer Grimasse verzerrt. Sie hatte das Gefühl, es mit einem Wahnsinnigen zu tun zu haben.

Es war, als wenn er ihre Gedanken erraten könnte. „Glaub nur nicht, daß ich verrückt bin ... oder vielleicht doch! Vielleicht ist Liebe eine andere Art von Verrücktheit! Ich wollte dich für mich haben, Vera, und ich wollte nicht zulassen, daß er dich unglücklich macht. Du wärst mit ihm unglücklich geworden, gib es doch zu! Ein Mann wie Klaus kann keine Frau glücklich machen."

Vera war so verängstigt, daß sie es für das richtigste hielt, ihm zuzustimmen, um ihn nicht noch mehr zu reizen. „Ja", sagte sie, „ja, kann sein, Günther, du hast sicher recht."

Er lachte auf. „Ich wußte es ja, ich wußte, daß du mir einmal dankbar sein würdest! Ja, ich hatte tausendmal recht, diese Hochzeit zu verhindern!"

Es dauerte einige Sekunden, bis sie die volle Bedeutung dieser Behauptung erfaßte. „Wie hast du denn das gemacht?" fragte sie mit zitternder Stimme, die Hand am Türgriff.

„Ich habe das Tuch verschwinden lassen, diese verdammte Mullkompresse, ich habe sie einfach eingesteckt! Da staunst du, was? Ein genialer Einfall!"

Vera schluckte schwer. „Daß du den Mut dazu hattest! Es hätte dich doch jemand beobachten können!"

„Ich habe eben alles riskiert ... für dich, Vera! Ich habe meine Ehre als Arzt aufs Spiel gesetzt — deinetwegen!" Er trat mit dem Fuß auf die Bremse, wollte sie in die Arme ziehen. „Du kannst mich nicht mehr verlassen, Vera, wir gehören zusammen ... du und ich, für alle Ewigkeit!"

„Laß mich!" schrie sie entsetzt.

„Aber, Vera, jetzt weißt du doch, wie sehr ich dich liebe, jetzt mußt du doch ..."

„Nichts muß ich!" schrie sie. „Du bist ein Lump ... du bist ja so gemein!"

Ehe er sie noch zurückhalten konnte, hatte sie die Tür aufgerissen und war aus dem fahrenden Auto gesprungen. Sie stolperte, fiel auf die Knie, stand wieder auf, rannte davon.

„Vera!" schrie er. „Vera!"

Aber da hatte sie sich schon unter die Fußgänger gemischt, ihr roter Mantel war in der Ferne, dann gar nicht mehr zu sehen.

Vera rannte weiter, wie gehetzt, kümmerte sich weder um die erstaunten Blicke der Passanten, noch um die empörten und mißbilligenden Ausrufe. Sie war blind und taub für ihre Umgebung, bis sie einfach nicht mehr konnte und stehenbleiben mußte, um Atem zu holen.

Sie warf einen Blick zurück, fast erwartete sie, Günther Gorski hinter sich auftauchen zu sehen — aber sie entdeckte nur fremde, gleichgültige Gesichter.

Es regnete immer noch. Die Knie brannten. Sie sah an sich herunter, entdeckte, daß die Strümpfe zerrissen waren, die Haut aufgeschrammt.

Aber das war im Augenblick ohne Bedeutung. Viel wichtiger war, wie sie ihr Wissen ausnutzen konnte. Denn daß sie es nicht für sich behalten, daß sie nicht tatenlos zusehen konnte, wie ihr früherer Verlobter diffamiert wurde, darüber war sie sich klar.

Eine Telefonzelle tauchte vor ihr auf. Sollte sie Klaus Berg anrufen? Ihm alles erzählen? Schon war sie halb und halb entschlossen, da stellte sie fest, daß die Zelle besetzt war. Sie wartete eine Weile, dann verlor sie den Mut.

Nein, sie hatte Klaus verlassen, sie hatte sich ihm gegenüber mehr als schäbig benommen, sie konnte jetzt nicht einfach anrufen und ihm sagen, daß er unschuldig sei.

Langsam wandte sich Vera ab, ging weiter. An der Ecke war ein Standplatz für Taxis, aber er war leer. Bei diesem Wetter waren alle Autos unterwegs.

Vera wartete mit hochgezogenen Schultern. Ich weiß die Wahrheit, dachte sie, doch wie kann ich sie beweisen? Gorskis Wort steht gegen meines. Bestimmt wird er lügen, wird behaupten, daß ich mir das alles nur ausgedacht habe, um Klaus reinzuwaschen. Aber ich will die Wahrheit ans Licht bringen, ich muß es! Das ist das wenigste, was ich jetzt noch für Klaus tun kann.

Ein Taxi fuhr vor. Sie winkte, riß die Autotür auf, noch ehe es ganz hielt, stieg ein. „Zur Privatklinik Professor Hartwig", sagte sie, „wissen Sie, wo die liegt?"

„Aber klar, Fräulein", sagte der Fahrer, „das ist doch die, wo sie den Patienten Verbandszeug im Bauch lassen? Wenn Sie auf mich hören, fahren Sie lieber woanders hin ... wäre ja direkt schade um Sie!"

„Danke für Ihre gutgemeinten Ratschläge", erklärte Vera scharf, „aber ich weiß darüber besser Bescheid als Sie! Ich habe Vertrauen zu Dr. Berg."

„Ist das der Oberarzt? Na, Sie müssen es ja wissen, Fräuleinchen."

„Ja", sagte Vera mit fester Stimme, „ich weiß es, und ich werde es auch beweisen."

Günther Gorski war langsam weitergefahren. Es dauerte einige Minuten, bis er wieder soweit zur Besinnung kam, daß er begriff, was sich da eben zwischen ihm und Vera abgespielt hatte. Im gleichen Moment ergriff ihn Panik.

Er hatte ein Bekenntnis abgelegt, ausgerechnet Vera gegenüber! Wie war es dazu gekommen? Wie hatte er das tun können? Ich muß wahnsinnig geworden sein, dachte er, ich habe tatsächlich den Verstand verloren!

Vera aber hatte ihm deutlich zu verstehen gegeben, daß alles sinnlos gewesen war: seine ehrlose Handlung, sein Verrat, die Scham, die er sich nicht hatte eingestehen wollen und die doch auf seinem Gewissen gelastet hatte, der grauenhafte Druck, unter dem er seither gelebt hatte — alles vergebens!

Professor Hartwig lehnte ihn als Schwiegersohn ab, und Vera, die sein Schicksal in der Hand hielt, hatte ihn kaltblütig verlassen!

Dr. Gorski atmete tief durch, zündete sich eine Zigarette an. Mit Unbehagen konstatierte er, daß seine Finger zitterten.

Nein, dachte er verbissen, es darf nicht alles verloren sein. Wenn ich auch Vera nicht bekommen kann, wenn auch Professor Hartwig mich entlassen wird — Klaus Berg soll nicht triumphieren! So leicht mache ich es ihm nicht. Das könnte ihm so passen — ich auf der Anklagebank und er, der ehrenwerte, der gewissenhafte Arzt als Zeuge! Nein, soweit wird es nicht kommen!

Vera soll erzählen, was sie will, niemand kann mir etwas beweisen. Ich werde alles ableugnen.

Günther Gorski war es, als wenn seine Lebenskräfte neu erwachten. Er gab Gas, brauste los, fuhr bei Gelb über die Kreuzungen, nur von dem einen Gedanken besessen, schnell, ganz schnell in der Klinik zu sein!

Während er durch die Straßen raste, arbeitete sein Hirn fieberhaft, konstruierte eine Geschichte nach der anderen, verwarf sie wieder, suchte nach einer besseren.

Er bog in die Straße zur Klinik ein, wendete scharf vor dem Tor, ohne Gas wegzunehmen.

Das Auto kam auf dem regennassen Pflaster ins Schleudern. Noch im letzten Moment versuchte er das Steuer herumzureißen. Aber es war zu spät.

Der Wagen prallte frontal gegen einen der beiden Pfeiler der Toreinfahrt.

Aber das begriff Dr. Gorski nicht mehr. Er hörte nur einen dumpfen Aufprall, das Splittern von Glas. Dann verlor er das Bewußtsein.

11

Als Günther Gorski wieder zu sich kam, war das Gesicht Professor Hartwigs sehr nahe über ihm, sehr groß, mit ernstem, durchdringendem Blick.

Er bäumte sich auf, fühlte sich im gleichen Augenblick von kräftigen Händen gepackt und niedergedrückt. „Nein!“ schrie er. „Nein! Ich habe es nicht getan! Lüge ... alles Lüge!“

„Na, na, na“, sagte Professor Hartwig, „nun beruhige dich mal ...“

„Ich will nicht! Laßt mich los! Ich will ...“

„Ist ja schon gut“, sagte Professor Hartwig, „du hast wieder mal verdammtes Glück gehabt! Jetzt flicken wir dich zusammen und ...“

„Nein!“ schrie Dr. Gorski noch einmal. Aber da spürte er auch schon die Spitze der Hohlnadel in die Vene seines rechten Armes eindringen. Er versuchte, sie mit der anderen Hand wegzuschlagen, aber sie gehorchte ihm nicht.

„Nein“, protestierte er noch einmal, dann versagte ihm die Stimme. Er sah schwarze Nacht auf sich zukommen.

Das letzte, was er wahrnahm, war die Stimme Dr. Hartensteins: „Er scheint betrunken zu sein ... das erklärt manches ...“

Dann verlor Gorski zum zweitenmal das Bewußtsein.

Die Ärzte standen um den Operationstisch und blickten auf ihn herab. „Nein“, meinte der Professor, „glaube ich nicht. Er riecht nicht nach Alkohol.“

„Dann ist er übergeschnappt.“ Der Anästhesist lachte, und Schwester Marie wandte ihr Gesicht ab.

„Wahrscheinlich ist's der Schock“, ergänzte Professor Hartwig die Vermutungen. Er trat hinter den Operationstisch, tastete prüfend den Kopf Gorskis ab, den die Schwestern rasiert und desinfiziert hatten.

„Von Schädelbruch kann jedenfalls keine Rede sein", sagte er, „nur ein paar Hautrisse. Die haben wir rasch versorgt... Sie schienen inzwischen den Arm, Kollege!"

„Lange nicht mehr gemacht", sagte Hartenstein, „und trotzdem nicht vergessen!"

„Das ist wie mit dem Radfahren", meinte der Anästhesist.

Dann begannen die Ärzte stumm und konzentriert zu arbeiten. Schwester Marie reichte Professor Hartwig Nadel und Catgutfaden. Er legte die Nähte. Hartenstein richtete den Arm ein, versorgte ihn mit einer Schiene. Schwester Edeltraut stand ihm zur Seite.

Dr. Gorski begann zu murmeln.

„Er darf noch nicht zu sich kommen", sagte Professor Hartwig, „ich bin noch nicht soweit!"

„Nur keine Sorge", erklärte der Narkosearzt, „die Spritze reicht noch gute fünf Minuten."

„Das Tuch", murmelte Dr. Gorski, „ganz voll Blut... ekelhaft!"

„Was sagt er?" fragte Dr. Hartenstein.

Er sah Professor Hartwig an, biß sich auf die Lippen.

„Niemand hat etwas gemerkt!" Dr. Gorskis Stimme wurde deutlicher. „Ich wußte es ja. An so etwas denkt keiner... leider, Herr Professor, ein Tuch ist verschwunden... Dr. Berg... nein, ich habe nicht gehört, daß er die Schwester zum Zählen aufgefordert hat! Das Tuch? Nein, das habe ich nicht mehr... längst verbrannt. Niemand kann mir etwas nachweisen..."

Die Ärzte und Schwestern im kleinen OP hielten den Atem an. Sie wagten nicht, sich anzusehen — das, was Dr. Gorski da in der Narkose von sich gab, war zu ungeheuerlich!

„Der Oberarzt war betrunken, Herr Kriminalkommissar", redete Dr. Gorski weiter, „ich wollte die Operation machen, aber Professor Hartwig... er traut mir nichts zu. Klaus hinten und Klaus vorn, so geht es immer... der großartige Dr. Klaus Berg!" Er lachte höhnisch auf. „Ja, diesmal habe ich es ihm gegeben... er wird Vera nicht heiraten. Nur keine Sorge, Vera, das lasse ich nicht zu... das Tuch können die lange suchen... ja, sucht nur, sucht..."

Er bewegte sich unruhig, murmelte weiter, aber jetzt so undeutlich, daß kein Wort mehr zu verstehen war.

Professor Hartwigs Gesicht war versteinert. „Bitte, machen Sie weiter, Kollege", sagte er beherrscht, legte die Nadel auf das Tablett, das Schwester Marie ihm hinhielt, und verließ den Raum.

Die anderen sprachen nicht. Jeder war sich über die Bedeutung von Dr. Gorskis unfreiwilligem Geständnis im klaren, aber keiner wagte, den Sachverhalt beim Namen zu nennen.

Klaus Berg, sein Vater und Kirsten Lenz saßen in dem kleinen altmodischen Wohnzimmer neben der Praxis zusammen und plauderten. Kirsten hatte Tee gekocht und einen selbstgebackenen Kuchen mitgebracht.

„Sechs Patienten heute, na bitte!" sagte Kirsten. „So viele hast du schon seit Wochen nicht mehr gehabt! Ich bin sicher, jetzt geht es aufwärts."

Da klingelte das Telefon. „Schon wieder einer!" rief sie und sprang wie elektrisiert auf.

Die beiden Männer lachten.

„Freu dich nicht zu früh", sagte Dr. Berg, „vielleicht ist es nur eine falsche Verbindung."

„Wetten, daß nicht?" Kirsten nahm den Hörer ab, meldete sich: „Hier Praxis Dr. Berg ..." Sie lauschte, ihre Augen wurden groß. „Moment, bitte", sagte sie und legte die Hand über die Sprechmuschel. „Klaus, komm, ein Anruf aus Düsseldorf ... Professor Hartwig möchte dich sprechen."

Klaus Berg war mit wenigen Schritten bei Kirsten, nahm ihr den Hörer aus der Hand. „Guten Abend, Herr Professor. Ja, ich bin es selbst ... danke, es ist alles in Ordnung!"

Professor Hartwig räusperte sich am anderen Ende der Leitung. „Klaus, es ist möglicherweise etwas Entscheidendes geschehen ..."

„Ja ...?"

„Es ist ... ich kann am Telefon nicht darüber sprechen. Eine ziemlich heikle Angelegenheit. Kannst du nach Düsseldorf kommen?"

„Wann?"

„Am besten noch heute. Es ist wirklich sehr wichtig für dich."

„Gut. Dann fahre ich gleich los ... bis nachher also!" Dr. Berg legte auf.

„Jetzt brauchen sie dich also", sagte Kirsten bitter.

„Kann sein, ich weiß nicht ..." Klaus Berg fuhr sich mit der Hand über die Stirn. „Es scheint etwas geschehen zu sein."

„Was?“ fragte sein Vater.

„Das wollte mir Professor Hartwig am Telefon nicht sagen. Das beste wird sein, ich breche jetzt auf. Leistest du meinem Vater noch ein bißchen Gesellschaft, Kirsten?“

Sie nickte. „Ich glaube, das ist die Wendung“, sagte sie.

„Nur nicht so voreilig, Kirsten!“

„Ja, du hast recht, vielleicht ist es albern, aber ich habe das feste Gefühl ... jedenfalls, ich drück dir beide Daumen.“

Er zog sie an sich, küßte sie flüchtig. „Ich danke dir, Kirsten ... für alles!“ Er löste sich von ihr, wandte sich seinem Vater zu. „Bleib nicht auf meinetwegen. Es kann spät werden.“

„Schon gut, mein Junge. Ich halte die Stellung.“

Kirsten machte eine Bewegung, als wollte sie Klaus Berg hinausbegleiten, aber dann verzichtete sie doch darauf. Sie blieb mit hängenden Armen stehen, bis die Wohnzimmertür ins Schloß fiel. Dann setzte sie sich wieder hin, zerkrümelte gedankenverloren ein Stück Kuchen zwischen den Fingern.

„Schweres Herz?“ fragte der alte Herr verständnisvoll. „Mach dir keine Sorgen, Kirsten ... er kommt zurück.“

„Ich wünsche nur, daß er glücklich wird“, sagte sie leise. „Er verdient es wie kein anderer.“

Er stieg entschlossen die breiten flachen Stufen aus der Empfangshalle hinauf. Erst als er in dem langen Gang mit den vielen weißen Türen stand, wurde ihm bewußt, daß es hier für ihn keinen Raum mehr gab, in dem er sich aufhalten konnte. Er kam sich ein wenig lächerlich vor, aber es blieb ihm nichts anderes übrig, als sich in die Ecke mit den Korbsesseln und den Blattpflanzen zu setzen, in denen sich gewöhnlich die werdenden Väter aufhielten, um die Stunde der Geburt abzuwarten. Er zündete sich eine Zigarette an, bemühte sich, ein gleichgültiges Gesicht zu machen. Erstaunlich viele Schwestern huschten über den Gang, und obwohl sie sehr beschäftigt taten, war leicht zu durchschauen, daß es ihnen in Wahrheit nur darauf ankam, einen Blick auf den früheren Oberarzt zu werfen, dessen tragisches Schicksal ihnen willkommenen Gesprächsstoff lieferte.

Endlich tauchte Professor Hartwig auf, im eleganten Smoking, mit fliegendem, schwarzem Mantel, eine imposante Erscheinung; kam, beide Hände ausgestreckt, auf Dr. Berg zu, der sich rasch erhob.

„Mein lieber Klaus“, sagte er herzlich, „wie schön, daß du so schnell da bist! Meine Frau war ein wenig enttäuscht, daß du nicht nach Hause gekommen bist. Sie gibt heute abend eine kleine Gesellschaft und ..."

Dr. Berg fiel seinem früheren Vorgesetzten ins Wort: „Ich dachte, du wolltest etwas Dienstliches mit mir besprechen."

„Habe ich auch, habe ich ... aber du kommst doch nachher noch auf einen Sprung zu uns herüber?"

„Ich möchte noch heute abend nach Dinkelscheidt zurück."

Professor Hartwig schob seine Hand unter den Arm des jüngeren Kollegen. „Darüber werden wir später noch einmal reden! Es hat sich nämlich etwas ergeben, was die ganze Situation von Grund auf ändert ... du wirst staunen, mein Lieber!" Er führte ihn in sein Arbeitszimmer. „Nimm Platz, mach's dir bequem, darf ich dir einen Kognak anbieten?"

„Danke", sagte Klaus Berg steif. In diesem Raum kam ihm die Erinnerung an jenen kühlen Abschied, den man ihm gegeben hatte, mit schmerzlicher Gewalt zurück.

Sie leerten die Gläser, und Professor Hartwig schenkte gleich nach. „Ich möchte dich bitten, daß du auf einen Prozeß verzichtest." Er paffte eine dicke Rauchwolke in die Luft. „Mir ist völlig klar, daß ich da ein großes Opfer von dir verlange. Nachdem du all die Zeit den Sündenbock abgegeben hast, kannst du mit Recht verlangen, daß die Dinge jetzt in aller Öffentlichkeit geklärt werden ..."

Dr. Berg zog die Augenbrauen zusammen. „Ich verstehe kein Wort!"

„Du wirst es vielleicht für unverschämt halten, wenn ich dich bitte, doch auch an mich, an die Klinik, an deine Kollegen zu denken. Ich weiß, wir haben nicht viel für dich getan. Niemand ist für dich eingetreten, und doch ... ich muß dich darum bitten. Einen neuen Skandal könnte ich einfach nicht mehr verkraften." Professor Hartwigs Stimme schwankte.

„Was ist geschehen?" fragte Berg.

Professor Hartwig holte ein Blatt Papier aus der Brusttasche seines Smokings. „Da, lies", sagte er, „mein Rechtsanwalt hat es aufgesetzt ... es ist das Geständnis Günther Gorskis!"

Dr. Berg überflog die verschachtelten, inhaltsschweren Schriftsätze. Es verschlug ihm den Atem. „Nein", sagte er, „nein ... das ist doch nicht möglich!"

„Doch", sagte Professor Hartwig, „es ist die Wahrheit. Hätte ich mich seinerzeit von Gorski nicht ins Bockshorn jagen lassen, uns allen wäre manches erspart geblieben."

Dr. Berg las das Schriftstück noch einmal. „Aber ... es ist doch gar nicht unterschrieben."

„Stimmt. Doch das ändert nichts. Gorski wird es unterschreiben, wenn wir ihm nur die Situation klarmachen und ihn entsprechend unter Druck setzen."

„Ich weiß nicht." Dr. Berg konnte es immer noch nicht fassen. „Es ist riesig nett von dir, daß du mir helfen willst, aber ..."

„Davon kann doch gar keine Rede sein! Gorski hat gestanden, begreife doch ... er hat es Vera gesagt, und er hat es in der Narkose ausgeplaudert, dafür habe ich Zeugen. Du glaubst doch nicht, ich will ihm etwas in die Schuhe schieben? Er war es, so verstehe doch endlich ... er hat diese verdammte Mullkompresse verschwinden lassen, um dich abzuservieren!"

Dr. Berg holte tief Atem. „Entschuldige schon, du wirst mich jetzt sicher für ziemlich blöd halten, aber es will einfach nicht in meinen Kopf, daß ein Arzt zu so etwas fähig sein soll."

„Über das psychologische Problem können wir uns später mal unterhalten, Klaus. Das ist doch jetzt ganz uninteressant. Wichtig ist nur: willst du den Prozeß? Bestehst du darauf, daß dieser Dreck in aller Öffentlichkeit aufgerührt wird? Es wäre das Ende von Gorskis Laufbahn als Arzt, aber darum geht es mir nicht ... es wäre auch das Ende meiner Klinik. Die Leute müssen ja glauben, daß es bei uns drunter und drüber geht."

„Der ganze Ärztestand würde durch die Aufdeckung dieses Falles in Mißkredit geraten", sagte Berg.

„Eben. Also entscheide dich. Genügt es dir, wenn der Fall niedergeschlagen wird?"

„Ja", sagte Dr. Berg und war sich darüber klar, daß er damit auf jede wirkliche Rehabilitierung verzichtete.

Professor Hartwigs sorgenvolles Gesicht glättete sich. „Ich wußte, daß du so entscheiden würdest", sagte er, „Claudia hat es zwar nicht für möglich gehalten, aber ich wußte es."

Dr. Berg stand auf. „Dann haben wir uns also ausgesprochen."

„Klaus", sagte Professor Hartwig, „es ist selbstverständlich, daß ich mich erkenntlich zeige. Gorski fliegt raus, und du kommst wieder zu mir zurück. Du kriegst deine alte Stelle als Oberarzt, das ist doch wohl klar."

„Für mich nicht", erklärte Dr. Berg. „Ich danke dir für das Angebot, aber ich gehe nach Dinkelscheidt zurück."

„Bist du wahnsinnig?"

Dr. Berg schüttelte den Kopf. „Durchaus nicht. Ich gehöre dorthin, denn dort leben Menschen, die mich lieben und mir bedingungslos vertrauen."

Professor Hartwig erhob sich schwerfällig. „Du willst uns also nicht verzeihen?"

„Ich trage dir nichts nach, was denn auch? Wahrscheinlich hätte ich in der gleichen Situation genauso entschieden. Aber das ändert nichts daran, daß ich zurück muß und will."

Professor Hartwig legte ihm den Arm auf die Schulter. „Aber doch noch nicht sofort. Gorski muß unterschreiben, und dann wäre ich dir auch sehr dankbar, wenn du persönlich mit den Rainers sprechen würdest. Es ist wichtig, daß sie ihre Anzeige zurückziehen, denn sonst ..."

„Das werde ich selbstverständlich noch erledigen."

Dr. Günther Gorski wirkte so verändert, wie er da im Krankenbett lag, den kahlgeschorenen Kopf zum Teil bandagiert, das ebenmäßige Gesicht grau und verfallen, die geschlossenen Augen tief in den Höhlen, daß Dr. Berg ihn fast nicht erkannt hätte. Nichts von der Überheblichkeit und dem geschmeidigen Charme des ehrgeizigen Arztes war mehr da ...

Aber weder Dr. Berg noch Professor Hartwig empfanden Mitleid mit ihm, zu stark war ihre Verachtung.

Gorski erkannte Professor Hartwig, versuchte zu lächeln. „Wie mir das bloß passieren konnte", sagte er schwach, „ich muß wohl ..."

Aber da trafen seine Augen auf Berg, und er stockte mitten im Satz. „Du, Klaus? Hier?" Seine Stimme klang verstört, seine Haut hatte eine fast grünliche Färbung angenommen.

„Ja", sagte Berg beherrscht, „und ich nehme an, du weißt, worüber ich mit dir sprechen will."

„Vera lügt", keuchte Gorski, „wie kannst du ihr ein Wort glauben! Sie hat sich das alles ausgedacht. Sie wollte mich aushorchen, aber da bin ich nicht drauf hereingefallen und dann ..."

Professor Hartwig unterbrach ihn. „Merkwürdig nur, daß du in der Narkose genau das gleiche erzählt hast!“

„Ich? Nein, nein ... das glaube ich nicht! Ihr wollt mir das nur einreden, mich einschüchtern ...“

Professor Hartwig zog sich einen Stuhl ans Bett. „Wenn du darauf bestehst“, sagte er langsam, „kann ich alle, die es mitgehört haben, hierher zitieren: Hartenstein, Marie, Edeltraut ...“ Seine Hand lag schon auf der Klingel.

Günther Gorskis Stimme klang schrill. „Was beweist das? In der Narkose redet man alles mögliche, nur nicht die Wahrheit! Kein Gericht der Welt wird mich daraufhin verurteilen!“

Dr. Berg war am Fußende des Bettes stehengeblieben. „Da du dieses Thema selbst anschneidest ... sicher wird das Gericht dein Geständnis in der Narkose nicht als vollgültigen Beweis anerkennen. Aber nimm einmal Veras Aussage hinzu, und Schwester Edeltrauts Beobachtung ... sie wird beschwören, daß sie gesehen hat, wie du dich während der Operation gebückt hast!“

„Ja“, sagte Professor Hartwig, „nimm all das zusammen und mal dir aus, wie es sein wird. Selbst wenn man dich nicht verurteilen würde, dein Ruf als Arzt wird nach dem Prozeß ruiniert sein. Sei dir darüber klar.“

Günther Gorski versuchte, sich in den Kissen aufzurichten. „Was wollt ihr von mir?“

„Deine Unterschrift unter ein Geständnis“, erklärte Professor Hartwig, „nichts weiter!“

„Ihr müßt mich für verrückt halten, wenn ihr mir das zumutet!“

„Es ist deine einzige Rettung, Gorski“, sagte Dr. Berg, „wenn du dich weigerst, werden wir alles, was wir wissen, der Polizei mitteilen.“

Günther Gorski schwieg, in seinem Gesicht arbeitete es. „Und wenn ich unterschreibe“, fragte er endlich, „was dann?“

„Dann werden wir versuchen, das Ehepaar Rainer zur Zurücknahme der Anzeige zu bewegen“, sagte Professor Hartwig, „wir werden ihnen erklären, daß sich das Tuch gefunden hat. Deinen Namen werden wir, wenn es sich ermöglichen läßt, aus der Sache heraushalten.“

„Ihr habt irgendeinen teuflischen Plan“, sagte Gorski mißtrauisch, „denn dir, Klaus, müßte es doch eigentlich recht sein, wenn es zum Prozeß kommt ... wenn du Gelegenheit hast, mich zu vernichten!“

„Du kennst mich sehr schlecht, ich bin nicht wie du. Ich schäme mich deinetwegen ... schäme mich, daß ein Arzt, ein Kollege, zu einer solchen Gemeinheit fähig war!"

„Wozu brauchst du dann mein Geständnis?"

„Weil ich dir alles zutraue", erwiderte Klaus Berg, „ich muß eine Sicherheit haben, daß du dir nicht neue Tricks ausdenkst, wenn wir jetzt von einer Anzeige absehen."

„Und ich auch", erklärte Professor Hartwig, „entweder du unterschreibst, oder Vera und ich gehen zur Polizei. Dann bist du dran."

Günther Gorski zwang sich zu einem Lächeln, das wie eine Grimasse wirkte. „Laßt mich die Sache überschlafen, ja? Morgen früh ..."

„Nein", sagte Professor Hartwig schroff, „hier und jetzt. Du hast keinen Anspruch auf eine Gnadenfrist. Wir wissen, was du getan hast, und daß du dich jetzt dazu bekennst, ist das wenigste, was wir von dir erwarten können."

„Aber ich bitte dich, Onkel Konrad ..."

„Erinnere mich nicht daran, daß wir verwandt sind!" Professor Hartwig stand auf, sein Gesicht war wie aus Stein gemeißelt. „Ich nehme zur Kenntnis, daß du nicht unterschreiben willst. Aber dann sei dir auch darüber klar, daß ich von jetzt ab mit allen Mitteln gegen dich kämpfen werde. Ich werde den Fall der Ärztekammer übergeben und nicht eher ruhen, als bis dir deine Zulassung als Arzt entzogen worden ist. Dann kannst du sehen, wie du dich durchs Leben schlägst."

Er ging mit schweren Schritten zur Tür, gab Dr. Berg einen Wink, ihm zu folgen.

„Halt!" rief Gorski hinter ihnen her. „Bitte, wartet doch ... zeigt mir den Wisch mal her!"

Professor Hartwig zog das Schriftstück aus der Smokingtasche, strich es glatt und legte es vor Günther Gorski auf die Bettdecke. Er griff mit der rechten Hand danach, las. Sein Gesicht wurde glühend rot, dann kalkweiß.

„Das ist ... ungeheuerlich ...", stammelte er.

„Finde ich auch", bestätigte der Professor ungerührt.

„Wer hat das aufgesetzt?"

„Mein Rechtsanwalt."

Professor Hartwig schob das Bettischchen herüber, legte das Schriftstück darauf, drückte Gorski seinen Kugelschreiber in die Hand.

Günther Gorski unterschrieb.

„Morgen früh wird dich ein Krankenwagen in eine andere Klinik bringen. Ich lasse deine Sachen zusammenpacken. Sobald du eine neue Adresse hast, werden sie dir nachgeschickt. Es ist dir ja wohl klar, daß du an meiner Klinik als Mitarbeiter nicht mehr tragbar bist."

Er steckte das Schriftstück ein, ging zur Tür. Aber Dr. Berg folgte ihm nicht sogleich. „Ich werde sehen, daß dir eine Schwester noch ein Beruhigungsmittel gibt", sagte er, „reg dich jetzt nur nicht unnütz auf. Du hast das Schlimmste schon überstanden, und das Leben geht immer weiter ... auch bei mir ist es gegangen."

Professor Hartwig wartete draußen auf dem Gang.

Dr. Berg warf einen Blick auf seine Armbanduhr. „Es wird Zeit für mich", sagte er, „ich muß zurück. Die Angelegenheit mit den Rainers kannst du wohl auch allein regeln. Dabei wird dein Rechtsanwalt dir nützlicher sein können als ich."

„Das mag sein", erwiderte der Professor, „aber ich wäre dir aus einem anderen Grund dankbar, wenn du noch bliebest."

Dr. Berg fürchtete, daß er ihn zu seiner Frau und Vera bringen wollte, und wehrte rasch ab. Aber Professor Hartwig hatte etwas anderes auf dem Herzen.

„Ich habe da einen schwierigen Fall", sagte er, „und ich wäre dir dankbar, wenn du dir die Patientin einmal ansehen würdest." Mit einem etwas verlegenen Lächeln fügte er hinzu: „Du weißt, ich habe immer viel auf dein Urteil gegeben ... und jetzt habe ich außer den jungen Springern niemanden mehr, mit dem ich mich beraten könnte."

Klaus Berg war es nicht angenehm, zu einem Fall zugezogen zu werden, unter dem er sich nichts Rechtes vorstellen konnte. Aber er begriff, daß Professor Hartwig ihm einen Beweis seines Vertrauens geben wollte, und brachte es nicht über sich, ihn vor den Kopf zu stoßen. „Also gut", sagte er, „um was handelt es sich?"

„Um eine Gebärende, fünfundzwanzig Jahre alt, kräftig, gesund, aber leider Rh-negativ. Der Ehemann ist Rh-positiv, du weißt, was das bedeutet. Im Blut der Mutter bilden sich Antikörper, die zu einer Schädigung des Kindes führen müssen. Es ist ihre zweite Schwangerschaft, sie hat schon einmal ein Kind im dritten Monat verloren."

Dr. Berg war, fast gegen seinen Willen, interessiert. „Hast du den Coombstest durchführen lassen?"

„Ja, regelmäßig, alle vier Wochen! Bisher hielt sich alles in Grenzen, aber der letzte Test hat ergeben, daß die Zahl der Antikörper erheblich zugenommen hat.“ Er fuhr sich mit der Hand über die Stirn. „Es war ja damit zu rechnen. Durch die erste Schwangerschaft war die Patientin schon sensibilisiert.“

„Im wievielten Monat?“ fragte Dr. Berg.

„Im siebenten, das ist es eben. Das Kind wird noch kaum lebensfähig sein. Kaiserschnitt kommt also nicht in Frage. Aber wenn ich nichts tue ... womöglich stirbt die Frucht schon in den nächsten Tagen ab. Die Aussicht für den günstigen Verlauf einer dritten Schwangerschaft ist ja kaum gegeben. Und die Patientin wünscht sich ein Kind. Jungverheiratet, sehr fraulich ... du verstehst; Kinderlosigkeit wäre eine wahre Tragödie für sie.“

Dr. Berg zündete sich eine Zigarette an. „Es käme also darauf an, das Kind noch drei, höchstens vier Wochen am Leben zu erhalten?“

„Genau. Dann hätten wir es geschafft.“

Die beiden Ärzte sahen sich an.

„Da gibt es nur eine Möglichkeit“, sagte Dr. Berg schließlich, „du mußt das Blut des Kindes im Mutterleib austauschen. Das ist möglich. Ich habe mich lange mit diesem Problem befaßt.“

„Ich weiß“, sagte Professor Hartwig, „aber ... es ist eben doch ein Risiko dabei.“

„Stimmt. Ein sehr großes sogar. Aber wenn du sagst, daß das Kind jetzt noch nicht lebensfähig ist und daß es andererseits kaum eine Chance hat, bis zur Geburt durchzuhalten ...“

„Ich habe das alles schon wieder und wieder überlegt“, sagte Professor Hartwig, „ich habe auch schon mit der Patientin darüber gesprochen. Sie liegt jetzt hier im Haus, damit wir sie unter ständiger Kontrolle haben. Sie ist bereit, alles mit sich geschehen zu lassen, was auch nur den geringsten Erfolg verspricht, aber ...“ Er zuckte mit den Schultern.

„Das persönliche Risiko ist dir zu groß?“

„Ehrlich gestanden, ja. Ich habe das noch nie gemacht, und ich bin zu alt, um etwas Neues zu versuchen. Außerdem ... meine Nerven haben in der letzten Zeit sehr gelitten. Dieser verdammte Gorski! Ich könnte ihn umbringen.“

Dr. Berg rauchte nachdenklich. „Wenn die Patientin damit einverstanden ist“, sagte er, „ich würde es machen.“ Mit einem schwachen Lächeln fügte er hinzu: „Ich habe so und so nichts mehr zu verlieren.“

„Aber du hast etwas zu gewinnen! Wenn dir dieser Eingriff glückt", sagte Professor Hartwig eifrig, „ist dein Ruf als Arzt wiederhergestellt. Ich werde selbstverständlich dafür sorgen, daß die Sache in die Presse kommt."

Dr. Berg wehrte ab. „Darum geht's mir nicht", sagte er, „vielmehr ... ich möchte mir gern selbst beweisen, daß ich kein Versager bin."

„Das hat sich doch inzwischen erwiesen!"

„Nein. Nur weil ich unsicher war, weil ich mich nicht mehr genau erinnerte, konnte Gorski überhaupt mit seiner Intrige Erfolg haben. Ich habe ihm ganz schön in die Hände gearbeitet."

„Darf ich dir also die Patientin vorstellen. Sie heißt Kolbe ... eine sehr nette, sympathische Frau. Sie verdient es, daß du ihr hilfst."

„Das verdient doch jede Kranke, ganz egal, ob sie nett oder unsympathisch ist ... ob sie Krankenkassen- oder Privatpatientin ist."

Dr. Berg hatte sich diesen Seitenhieb auf Professor Hartwig nicht verkneifen können, setzte aber fast im gleichen Augenblick hinzu: „Entschuldige bitte, das war nicht persönlich gemeint."

„Wahrscheinlich hast du recht", gab Professor Hartwig zu, „wenn man aufs Geldverdienen angewiesen ist, gehen einem die Ideale allmählich flöten. Sei froh, daß du sie noch hast."

Eva Kolbe schlief noch nicht. Sie war eine zarte Frau mit einem mädchenhaften Gesicht, langem goldblonden Haar. Ihre Augen leuchteten auf, als Professor Hartwig ihr in Dr. Berg den Arzt vorstellte, der bereit war, den lebenserhaltenden Eingriff vorzunehmen.

„Und da fragen Sie mich noch, ob ich einverstanden bin?" rief sie aus. „Ich würde alles tun, um mein Kindchen zu behalten ... alles!"

„Aber Sie kennen mich nicht", sagte Dr. Berg.

„Es genügt doch, wenn Professor Hartwig Sie empfiehlt."

„Ich möchte Ihnen aber trotzdem sagen, daß ich der Arzt bin, von dem die Zeitungen geschrieben haben, daß ich eine Mullkompresse in der Bauchhöhle einer Patientin vergessen habe ..."

„Aber das stimmt doch sicher nicht?"

„Nein, es stimmt nicht, und ich kann es jetzt auch beweisen. Trotzdem ..."

Frau Kolbe reichte ihm die Hand. „Ich habe Vertrauen zu Ihnen, Herr Doktor", sagte sie, „wann wollen Sie den Eingriff vornehmen?"

„So bald als möglich." Dr. Berg wandte sich an Professor Hartwig: „Wann können die Vorbereitungen getroffen werden?"

„Morgen früh."

„Also ... bis morgen dann!" Dr. Berg lächelte der Patientin ermutigend zu und verließ dann vor Professor Hartwig, der sich noch verabschiedete, das Zimmer.

Draußen auf dem Gang stand Vera, bezaubernder denn je in einem veilchenfarbenen Cocktailkleid, eine Nerzstola um die runden glatten Schultern geschlungen.

„Hallo, Klaus", sagte sie mit erzwungener Unbefangenheit, „ich wollte eigentlich nur sehen, wo Vati bleibt. Nett, dich hier zu treffen!"

Sie reichte ihm die Hand.

Dr. Berg brachte kein Wort heraus.

Professor Hartwig erschien hinter ihm. „Ja, stell dir vor, Kindchen", sagte er, „Klaus operiert morgen früh für mich. Eine schwierige Sache, aber ich bin überzeugt, daß er es schaffen wird."

„Das finde ich wunderbar, Klaus!" rief Vera impulsiv. „Du kommst doch noch zu einem kleinen Wiedersehenstrunk zu uns herüber?"

Schmerzhaft empfand Dr. Klaus Berg, wie ihn die Erinnerung an all das, was er einmal für Vera empfunden hatte, überkam. Gleichzeitig aber wurde ihm bewußt, daß dieses Gefühl trotz allem keine Liebe war, nicht jene Liebe, die gibt und empfängt und stark genug ist, die Kämpfe eines langen Lebens zu überdauern.

„Tut mir leid, Vera", sagte er freundlich, „aber ich glaube, es ist besser, ich gehe heute früh zu Bett. Du weißt, ich habe morgen einen schweren Tag vor mir."

Ihr Lächeln erlosch. „Dann also ... bis morgen abend!"

Er schüttelte den Kopf. „Morgen abend werde ich schon wieder in Dinkelscheidt sein."

Veras schöne, tiefblauen Augen wurden groß. „Du willst zurück? Aber warum denn? Ich habe gedacht, es wäre alles in Ordnung? Hat Günther etwa nicht gestanden?"

„Doch", sagte Dr. Berg, „trotzdem. Mein Platz ist nicht mehr hier, Vera!"

Jetzt mischte sich Professor Dr. Hartwig ein: „Aber ich hoffe doch, du wirst kommen, wenn ich hie und da für eine schwierige Operation deine Hilfe brauche!"

„Bestimmt", versprach Klaus lächelnd, „wir können ein Abkommen auf Gegenseitigkeit treffen. Ich werde Patientinnen, die einer besonderen Betreuung bedürfen, in deine Klinik überweisen."

„Na, wunderbar", sagte Professor Hartwig, „dann bist du uns also doch nicht ganz verloren."

Dr. Berg sah Veras enttäuschtes Gesicht, begriff, daß sie nach Günther Gorskis Ausbruch im Grunde ihres Herzens gehofft hatte, daß trotz allem, was zwischen ihnen geschehen war, doch noch alles wieder gut werden könnte. „Und wie sind deine Pläne für die Zukunft, Vera?" fragte er.

„Ich ... aber bitte, lacht mich nicht aus ..." Sie errötete.

„Raus mit der Sprache", drängte Professor Hartwig, „spann uns nicht auf die Folter!"

„Ich möchte Medizin studieren!" platzte Vera heraus. „Ich weiß, Klaus", setzte sie hastig hinzu, „in deiner Praxis war ich ein ziemlicher Versager, aber gerade bei dir habe ich allerhand gelernt. Ich bin sicher, ich werde es schaffen."

„Ich auch", bestätigte Klaus Berg herzlich.

Vera küßte ihren Vater zärtlich auf die Wange. „Ich werde mir alle Mühe geben, Väterchen, und wenn ich darüber zu einer alten Jungfer werden sollte."

„Ich glaube, in diesem Punkt, Vera, besteht für dich keine Gefahr!" sagte Klaus lächelnd. „Ich wünsche dir alles Glück und mir, daß wir gute Freunde bleiben."

„Ja, halten wir's so, Klaus!" Sie reichte ihm mit einer freimütigen Geste die Hand.

Noch einmal sahen sie sich in die Augen, und beide fühlten, halb bedauernd, halb erleichtert, daß dies das Ende eines Lebensabschnittes für sie beide war.

12

In dieser Nacht schlief Dr. Berg in seinem alten Zimmer in der Klinik. Am nächsten Morgen stand er um sechs Uhr auf, denn er mußte, bevor er noch daran denken konnte zu operieren, mit den Laboranten sprechen. Der Erfolg der Operation hing zum großen Teil davon ab, daß im Labor alles klappte.

Professor Hartwig hatte Anweisung gegeben, daß das Labor, während der Blutaustausch des ungeborenen Kindes durchgeführt wurde, keine anderen Arbeiten annehmen, sondern ganz allein Dr. Berg und seinem Team zur Verfügung stehen sollte.

Dr. Berg versammelte die Laboranten, zwei Mädchen und einen älteren Kollegen, um sich und erklärte ihnen erst einmal ganz genau, um was es ging. Wichtig war vor allem, daß die Blutgruppe des ungeborenen Kindes in Blitzesschnelle festgestellt wurde, daß genügend Blutkonserven zum Austausch bereitstanden, und daß die Kreuzprobe, mit deren Hilfe die Blutverträglichkeit kontrolliert wurde, rasch und präzise durchgeführt wurde. Den Blutkonserven, die für den Austausch in Frage kamen, mußte dann ein Mittel beigegeben werden, das die Gerinnfähigkeit vorübergehend herabsetzte.

Die Fragen der Laboranten zeigten, daß sie alles begriffen hatten. Dr. Bergs Eifer steckte sie an; die Tatsache, daß es sich hier um eine ganz ungewöhnliche Operation handelte, befeuerte sie. Dr. Berg war sicher, daß sie ihr Bestes geben würden.

Er sprach noch einmal mit der werdenden Mutter; Eva Kolbe war guten Mutes und voll Vertrauen. Er kontrollierte ihren Kreislauf, der denkbar gut war.

Die Herztöne des Kindes waren zwar schwach, aber das ließ sich Dr. Berg nicht anmerken. „Alles in Ordnung“ sagte er lächelnd, „wir werden es bestimmt schaffen!“

„Ja, das weiß ich“, sagte Frau Kolbe, „mein Mann und ich, wir wünschen uns dieses Kind so sehr ... so grausam kann der Himmel nicht sein, uns diesen Wunsch zu versagen!"

Dr. Berg gab Schwester Marie die Anweisung, die Patientin zur Operation vorzubereiten, besprach sich mit dem Anästhesisten.

„Ich bewundere Ihren Mut", sagte der Kollege.

„Es ist eine ziemlich ungewöhnliche Operation, ich weiß. Aber in den Vereinigten Staaten hat man damit schon Erfolg erzielt. Dort würde man nicht zögern ..."

„Ja, dort!" sagte der Anästhesist.

Dr. Berg lächelte. „Und Sie glauben, daß die amerikanischen Ärzte so viel besser sind als wir?"

„Nein. Im Gegenteil. Ich bin ziemlich sicher, daß wir genauso gut sind wie die Besten drüben. Nur ... also ich an Ihrer Stelle würde es nicht wagen. Ich meine, in Ihrer Situation. Wenn irgend etwas schiefgeht, ganz ohne Ihr Verschulden, sind Sie erledigt. Einen zweiten Skandal können Sie sich doch nicht leisten."

„Ich weiß."

„Nicht, daß ich Sie unsicher machen will", sagte der Narkosearzt. „Nur ... ist diese Operation wirklich unumgänglich notwendig?"

Früher und in einer anderen Situation wäre Dr. Berg von solchen Warnungen sehr wenig beeindruckt gewesen. Tatsächlich hatte er eine sehr unruhige Nacht verbracht und sich wieder und wieder all das auch gesagt, was sein Kollege jetzt so offen aussprach ...

Durfte er ein solches Risiko eingehen? Es ging ja nicht mehr um ihn und seine Karriere, sondern er mußte auch an Kirsten denken und an seinen Vater, die beiden Menschen, die ihm so sehr vertrauten. Durch Günther Gorskis Geständnis war das Schlimmste von ihm abgewendet worden. Es würde zu keinem Prozeß kommen, er konnte jetzt jedem, der ihn noch verleumdete, die Stirn bieten, unter Umständen sogar gerichtlich entgegentreten. Mit Geduld und gewissenhafter Arbeit mußte es ihm gelingen, seinen Ruf als Arzt wiederherzustellen.

Diese schwierige Situation aber, auf die er sich da eingelassen hatte, konnte ihm das Rückgrat brechen.

„Ich werde noch einen letzten Test durchführen lassen", erklärte er entschlossen.

„Tun Sie das."

Während der Coombstest gemacht wurde, war Dr. Berg nahe daran, um ein Wunder zu beten — das Wunder, daß der Gesundheitszustand des ungeborenen Kindes sich verbessert hätte, eine Operation überflüssig geworden war.

Aber als dann das Ergebnis vorlag, wußte er, daß er nichts anderes erwartet hatte — die Zahl der Antikörper im Blut des Kindes hatte sich erschreckend vermehrt. Es würde sterben müssen, wenn nichts geschah. Ein sofortiger Blutaustausch war die letzte Chance. Es gab kein Zurück mehr.

Als Dr. Berg sich die Hände gewaschen hatte und begleitet von Professor Hartwig und Dr. Hartenstein in den Operationssaal trat, lag die Patientin schon in Narkose. Grüne, sterile Tücher deckten ihr Gesicht und ihren Körper ab, nur ihr Leib, schon sterilisiert, lag bloß.

Es herrschte atemlose Stille.

„Können wir?“ fragte Berg zum Anästhesisten hinüber.

„Wir können!“

Dr. Berg nahm das Skalpell aus der Hand Schwester Maries entgegen. Rasch und geschickt setzte er den ersten Schnitt, einen Querschnitt von fast acht Zentimeter Länge.

Professor Hartwig, der ihm gegenüberstand, und Dr. Hartenstein, der zwischen den Beinen der Patientin Aufstellung genommen hatte, setzten die Hauthaken.

Dr. Berg durchtrennte das Fettgewebe unterhalb der Haut, dann, mit einem Längsschnitt die Muskulatur. Seine Assistenten setzten die Hauthaken neu, Dr. Berg wölbte sich das gespannte Bauchfell entgegen. Er hob es mit einer Pinzette an, Professor Hartwig auf seiner Seite tat das gleiche — jetzt konnte Dr. Berg es mit einem Scherenschlag öffnen.

Schwester Marie reichte die vorgewärmten sterilen Tücher. Mit ihnen drängte Dr. Berg die Därme hinter und über die Gebärmutter zurück. Glatt und glänzend lag die Gebärmutter vor ihm in der geöffneten Bauchhöhle.

Ein kleiner Schnitt in ihrem oberen Bereich — Fruchtwasser spritzte heraus. Mit der rechten Hand fuhr Dr. Berg in die Schnittwunde ein. Eine lange, bange Sekunde — dann bekam er den einen Fuß des Ungeborenen zu fassen.

In diesem Augenblick hatte Dr. Berg alles vergessen, was für ihn auf dem Spiel stand. Er dachte nur noch an das Kind, dessen Leben in seiner Hand lag, an die Mutter, die all ihr Vertrauen auf ihn gesetzt hatte.

Schwester Marie reichte ihm die Hohlnadel. Er fand die Vene auf dem Fußrücken des Kindes, setzte die Nadel ein. Das Blut lief in den gläsernen Kolben.

Er schraubte den Kolben ab, schickte ihn zum Labor, befestigte die Nadel am Fuß des Kindes, setzte die Dreiwegehahnspitze auf. Nach etwa fünf Minuten hatte er einen halben Liter Blut abgezapft. Inzwischen war die Blutprobe des Kindes bestimmt, die Kreuzprobe mit dem Spenderblut gemacht worden. Schwester Marie schloß den Behälter mit der Blutkonserve an. Jetzt floß das neue Blut in den Körper des Kindes.

Dieser Vorgang — krankes Blut abzapfen, gesundes Blut zuführen — wurde solange wiederholt, bis der Blutaustausch vollkommen durchgeführt war.

Dr. Berg nahm die Hohlnadel mit dem Dreiwegehahn ab, desinfizierte die kleine Wunde, steckte den winzigen Fuß behutsam in die Gebärmutter zurück, vernähte Gebärmutter und Fruchtblase, entfernte die Tücher.

„Zählen!“ sagte er mit lauter Stimme.

Er wartete, bis Schwester Marie die Antwort gab: „Tücher gezählt, alle vorhanden!“

„Kreislauf?“ wandte er sich an den Anästhesisten.

„Zufriedenstellend!“

„Sie können langsam beenden!“

Dr. Berg schob die Därme wieder an ihren Platz, vernähte sorgfältig, aber mit größter Eile das Bauchfell, die Muskulatur, die Fettschicht, die Haut.

Die Patientin kam zum Bewußtsein, kaum, daß der letzte Stich getan war. „Mein Kind ...“, sagte sie schwach.

Dr. Berg hatte sich mit dem hölzernen Stethoskop über den Leib der werdenden Mutter gebeugt. Jetzt richtete er sich auf. „Alles in Ordnung“, sagte er, „es geht ihm besser denn je!“

Die Patientin atmete tief durch.

Dr. Berg nickte ihr lächelnd zu, wollte den OP verlassen.

„Herr Doktor“, sagte sie mühsam, „werden Sie auch bei der Geburt dabeisein?“ Dr. Berg zögerte mit der Antwort.

„Bestimmt“, sagte Professor Hartwig an seiner Stelle, „Dr. Berg will ja auch wissen, was aus unserem Sorgenkind geworden ist!“

Draußen im Waschraum fragte er: „Du wirst doch kommen, Klaus, nicht wahr?"

„Wenn du Wert darauf legst . . ."

„Und ob! Du hast dich heute selbst übertroffen! Ein Jammer, daß du . . ."

„Laß gut sein, Professor. Ich habe jetzt endlich den Platz gefunden, an den ich gehöre. Aber ich werde immer da sein, wenn du mich rufst. Dinkelscheidt liegt ja nicht außerhalb der Welt!"

Während Dr. Berg nach Hause zurückfuhr, sprachen Professor Hartwig und Dr. Holstermann mit dem Ehepaar Rainer, die der Rechtsanwalt ins Büro gebeten hatte.

Josef Rainer blieb mißtrauisch. Es war nicht einfach, ihm den Sachverhalt zu erklären, ohne den Namen Günther Gorskis preiszugeben.

„Also ganz ehrlich, ich kann Ihnen nicht glauben", erklärte er. „Sie sagen, das Tuch hat sich gefunden? Wo ist es denn? Zeigen Sie es mir!"

„Nun hören Sie mal", sagte Professor Hartwig, „es wäre uns doch ein leichtes, Ihnen irgendeine benutzte Mullkompresse unter die Nase zu halten, das geben Sie doch wohl zu? Tatsächlich existiert dieses Tuch nicht mehr, es ist verbrannt worden."

„Dann haben Sie überhaupt keinen Beweis!"

„Wir haben ein Geständnis", sagte Dr. Holstermann, „ein schriftliches Geständnis. Einer der Mitarbeiter bei der Operation hat das Tuch verschlampt und nachher den Mut verloren, das zu bekennen."

„Wer?" fragte Josef Rainer. „Nennen Sie mir den Namen, zeigen Sie mir das Geständnis!"

„Jetzt verstehe ich dich aber wirklich nicht mehr, Josef!" Brigitte Rainer konnte sich nicht länger zurückhalten. „Freu dich doch, daß ich außer Gefahr bin, daß alles nur ein Mißverständnis war!"

„Aber dessen bin ich eben noch gar nicht sicher!"

„Dir scheint es direkt Spaß zu machen, alle Welt in Aufregung zu versetzen!" rief sie. „Ich habe dir von Anfang an gesagt, daß du dich irrst! Ich hätte es doch spüren müssen, wenn irgend etwas von der Operation zurückgeblieben wäre. Aber du, du hast dich nur immer tiefer in diese fixe Idee verrannt . . ."

„Aber erlaube mal", brauste ihr Mann auf. „Ich war doch nur besorgt um dich!"

Dr. Holstermann griff ein. „Sie haben durch Ihr Vorgehen dem Ruf der Klinik und auch dem Ruf Dr. Bergs sehr geschadet, Herr Rainer."

„Ja, der arme Dr. Berg", sagte Brigitte Rainer impulsiv, „wie geht es ihm jetzt? Ich bin so froh, daß er rehabilitiert ist. Bitte, Herr Professor, wenn Sie ihn sehen, sagen Sie ihm doch, ich habe immer an ihn geglaubt, ich habe keine Minute lang angenommen, daß er ..."

„Ja, weil du vernarrt in ihn warst", sagte ihr Mann heftig.

Sie lachte ein wenig. „O je, du bist eifersüchtig? Hast du etwa nur deswegen den ganzen Wirbel gemacht?"

„Frau Rainer ... Herr Rainer", sagte Dr. Holstermann, „wir wollen ja nur zu einem Vergleich kommen, und nach Lage der Dinge sollte das doch leicht möglich sein. Sie, Herr Rainer, verpflichten sich, die Anzeige zurückzunehmen und auf jeden weiteren Angriff gegen die Klinik oder einen ihrer Ärzte zu verzichten. Professor Hartwig erklärt sich als Gegenleistung bereit, Ihnen, falls das verschwundene Tuch jemals in der Bauchhöhle Ihrer Frau gefunden werden sollte, zu ihren Lebzeiten oder nach ihrem Tod, Ihnen eine Entschädigung von einer halben Million zu zahlen!"

Herr Rainer holte tief Luft. „Eine halbe Million?" fragte er.

„Ja", sagte Professor Hartwig, „ich bin auch bereit, mich zu einer Zahlung von einer Milliarde zu verpflichten, wenn Ihnen das lieber ist. Das Tuch ist nämlich während der Operation entfernt worden, geht das wirklich nicht in Ihren Schädel? Und also kann es niemals gefunden werden, einfach deshalb, weil es nicht da ist!

„Wir nehmen die Anzeige zurück", sagte Frau Rainer.

„Wie kannst du das sagen?"

„Ich habe genug von diesem Theater, reichlich genug. Wir ziehen die Anzeige zurück, Herr Professor, und ich möchte mich auch im Namen meines Mannes bei Ihnen und Dr. Berg für all die Schwierigkeiten entschuldigen, die wir Ihnen bereitet haben! Sollte ich je wieder krank werden, werde ich in Ihre Klinik kommen ... das heißt, wenn Sie mich nach allem, was geschehen ist, überhaupt noch aufnehmen werden."

Professor Hartwig versprach: „Jederzeit! Und sollte meine Tochter eines Tages heiraten, an ihrem Polterabend wird nicht mehr operiert!"

Selbst Josef Rainer lachte über diesen kleinen Scherz. „Ich bin sehr froh", sagte er, „denn, wenn ich ehrlich sein soll, das Leben meiner Frau ist auch mit einer Milliarde nicht zu bezahlen!"

Er küßte sie zärtlich auf die Wange. „Verzeih mir, ich habe ja nur deinetwegen so gekämpft!"

Drei Wochen später wurde das Kind Eva Kolbes durch Schnittentbindung ans Licht der Welt geholt. Ein zweiter Blutaustausch rettete sein Leben. Das Siebenmonatskind war ein kräftig entwickelter Junge. Seine Eltern waren dankbar und überglücklich.

Der Fall — der erste geglückte Blutaustausch eines Ungeborenen im Mutterleib in Westdeutschland — ging durch alle Zeitungen. Der Name *Dr. Klaus Berg* wurde in den Artikeln der Tagespresse und auch in den Fachzeitschriften mit Achtung erwähnt. In Dinkelscheidt änderte sich die Stimmung von einem Tag auf den anderen.

Patienten strömten in Dr. Bergs Praxis, die er nie zuvor gesehen oder die sich seinerzeit sang- und klanglos von ihm zurückgezogen hatten. Sie versicherten ihm, daß sie niemals an ihm gezweifelt hätten. Er nahm es lächelnd zur Kenntnis, auch wenn er wußte, daß es nicht der Wahrheit entsprach. Es war nicht seine Aufgabe, die Menschen zu erziehen oder zu verurteilen, er sah seine Pflicht darin, allen Kranken zu helfen, soweit es seine Kräfte erlaubten, ob sie sich ihm gegenüber anständig verhalten hatten oder nicht.

Dr. Bergs Vater konnte jetzt unbesorgt in sein Sanatorium fahren, obwohl er keine rechte Lust mehr dazu hatte. Ihm hatte es viel Freude gemacht, Seite an Seite mit seinem Sohn zu arbeiten. Aber Dr. Berg bestand darauf, daß er alles nur Denkbare für seine Gesundheit tun müßte. Später, wenn er sich erholt hatte, würde man dann weitersehen.

In absehbarer Zeit würde man die Praxis vergrößern, die kleine Wohnung mit einbeziehen, ein Röntgenzimmer und ein Labor installieren müssen.

„Wenn du erst wieder wirklich auf dem Posten bist, Vater", versprach Klaus Berg, „kannst du mir natürlich helfen. Wir werden es dann so einrichten, daß du nur arbeitest, soviel es dir Spaß macht, mich mal vertrittst, wenn ich nach Düsseldorf muß ... es wäre für mich einfach ideal, dich bei mir zu haben. Und du ziehst natürlich auch mit in meine neue Wohnung! Vielleicht mieten wir uns ein Häuschen am Stadtrand ... wie früher, als Mutter noch lebte. Wie würde dir das gefallen?"

„Tja, ich weiß nicht ..." Der alte Herr schmunzelte. „Ob Kirsten das passen würde?"

„Glaubst du, daß ich sie um Erlaubnis bitten muß?"
„Wer weiß . . ."
„Nein, Vater, ich habe dich lange genug allein gelassen. Du bleibst jetzt bei mir, und keine Frau der Welt wird uns auseinanderbringen!"
Diese tröstliche Versicherung erleichterte dem alten Herrn den Abschied. Frohen Mutes fuhr er ab und versprach, die Kur ernst zu nehmen — jetzt wußte er ja wieder, für was es sich lohnte, länger zu leben.

An einem schönen Sonntag im Frühling machten Dr. Berg und Kirsten Lenz ihren langgehegten Plan wahr — sie fuhren im Auto hinaus, um den kleinen Peter in seinem Heim aufzusuchen.

Als er zu ihnen ins Besuchszimmer kam, hätten sie ihn fast nicht erkannt — er konnte gehen, zwar mit Hilfe von Prothesen, aber er konnte gehen! Er schien gewachsen, war kräftiger geworden, selbstbewußter, strahlte über das ganze Gesicht. Er hatte sie nicht vergessen.

„Ich wußte, daß ihr kommen würdet", sagte er, „ich hab's gewußt . . . die anderen haben mich ausgelacht, aber das war mir egal!"

Kirsten schloß den Jungen in die Arme, sehr behutsam, um ihn nicht aus dem Gleichgewicht zu bringen. „Es hat lange genug gedauert, Peter", sagte sie, „aber bei uns ist vieles geschehen."

Peter sah neugierig zu Dr. Berg.

„Habt ihr endlich geheiratet?"

Kirsten wurde tödlich verlegen. „Aber, Peter, wie kommst du darauf?" rief sie.

Dr. Berg legte den Arm um ihre Schultern. „Noch nicht, Peter", sagte er lächelnd, „aber du hast recht, es wäre eine gute Idee!"

„Ja, bestimmt!" rief Peter. „Ihr paßt doch prima zusammen!"

„Na, was sagst du dazu, Kirsten?"

Sie lachte. „Einen Heiratsantrag habe ich mir eigentlich immer anders vorgestellt!"

„Aber du hast immerhin begriffen, daß es einer war! Also: ja oder nein? Bedenkzeit wird keine gegeben!"

Kirsten zögerte.

„Sag schon ja, Tante Kirsten", rief Peter, „du möchtest doch ganz bestimmt!"

Sie mußte lachen. „Ich merke schon, ich bin durchschaut . . . ja, ich möchte, Klaus!"

Sie küßten sich.

„Und zur Hochzeit", rief Kirsten, „bist du natürlich eingeladen, Peter!"

„Au, prima!"

Dr. Berg legte ihm die Hand in den Nacken. „Willst du nicht unser Junge werden, Peter? Wenn wir verheiratet sind, wär's doch fein, wenn wir gleich einen großen Sohn hätten, möchtest du?"

„Natürlich mußt du während der Schulzeit hier im Heim bleiben", setzte Kirsten rasch hinzu, „es gibt ja noch so vieles für dich zu lernen ... aber in den Ferien und übers Wochenende würden wir dich nach Hause holen ... zu uns nach Hause!"

„Und ich dürfte ... Vater und Mutter zu euch sagen?"

„Ja", erklärten Dr. Berg und Kirsten wie aus einem Mund, und sie drückten sich, froh über diese Übereinstimmung, die Hände.

„Das wäre das Höchste", sagte Peter andächtig.

Sie luden Peter in ein Gartenrestaurant ein und verbrachten einen fröhlichen und harmonischen Nachmittag miteinander.

Später, als sie, nun wieder allein, nach Dinkelscheidt zurückfuhren, sagte Klaus: „Eigentlich habe ich ein schlechtes Gewissen dir gegenüber, Kirsten! Ich habe dich ein bißchen überfahren!"

„Mit dem Heiratsantrag? Aber, Klaus, was glaubst du, wie lange ich schon darauf gewartet habe!"

Er legte seinen Arm um ihre Schultern, sie bettete ihren Kopf an seine Brust.

„Und mit Peter", fuhr er fort, „wird dir das nicht zuviel? Ein körperbehinderter Junge und ein alter Mann im Haus ... denn Vater kann ich auch nicht im Stich lassen, ich habe ihm versprochen, daß er bei uns wohnen soll ... Und eigene Kinder wollen wir doch auch haben!"

Sie tat einen tiefen Atemzug. „Wunderbar!" sagte sie. „Ich bin so froh, daß du so denkst ... denn was wäre das schon für ein Glück, das man nur für sich allein haben will! Ein richtiges Glück muß man teilen können ... und je mehr man davon verschenkt, desto größer und kräftiger wird es. Ich fühle schon jetzt, unser Glück wird unermeßlich sein ... am liebsten möchte ich die ganze Welt mit einbeziehen!"

Klaus zog sie fester an sich. „Es gab eine Zeit", sagte er nachdenklich, „da dachte ich, es hätte sich alles gegen mich verschworen, und doch ... heute weiß ich, daß alles so hat kommen müssen, damit ich dich finden konnte, Kirsten! Ich liebe dich sehr!"

Eng aneinandergeschmiegt fuhren sie in den sinkenden Abend hinein und wußten, daß viele Tage kommen würden, erfüllt von Arbeit und Sorgen, voll Freuden und Pflichten, ein ganzes Leben, durch das sie Seite an Seite gehen würden, in guten und bösen Zeiten, immer der Liebe des anderen und seines Vertrauens gewiß — ein gutes, erfülltes Leben.